ANDREAS BACHMAIR

LEITFADEN ZUR IMPFENTSCHEIDUNG

30 FAKTEN

Die Informationen in diesem Buch sollen eine persönliche Beratung bei einem Arzt oder Heilpraktiker nicht ersetzen. Das Buch bezweckt lediglich, Impfungen kritisch zu hinterfragen, um zu einer eigenverantwortlichen Entscheidung zu kommen.

Für Elina

„Die meisten Menschen haben vor einer Wahrheit
mehr Angst als vor einer Lüge."
Ernst Ferstl

Dank

Ich danke allen, die mich in meinem Bestreben unterstützen, die Wahrheit ans Licht zu bringen. Diese Arbeit trifft vielfach auf heftigen Gegenwind, aber gerade dann weiß man, dass man auf dem richtigen Weg ist.

Ein großer Dank geht an meine Klasse in Zürich für ihre hilf- und ideenreichen Hinweise zum Cover und die Gewinnerin des Coverdesignwettbewerbs Denisa Milacic auf www.99designs.de für die tolle Umschlaggestaltung.

Vielen Dank an Bruno und Ingrid Mahl für Ihre Hilfe und vor allem die langjährige Freundschaft.

Ein grosses Dankeschön auch an meine Schwester für Ihre wertvolle Unterstützung.

Inhalt

Vorwort

Die Entscheidungen bezüglich der eigenen Gesundheit sind zutiefst lebensentscheidend. Deshalb spiegeln sie auch unsere Einstellungen zum Leben und zur Welt wider. Zum Beispiel, wie viel Verantwortung wir uns zutrauen, wieviel wir abgeben wollen. Dem sollten wir unbeeinflusst nachspüren, was in einer bedrängten Lebenssituation sehr schwer ist.

Die Entwicklung des Immunsystems ist vergleichbar der Entwicklung des Gleichgewichtsgefühls: lässt man ein Kind nicht auf einen Baum hinaufklettern wegen der eigenen Angst, es könne herunterfallen? Oder begleitet man es innerlich, während es balanciert?

Gesundheit ist ein Gleichgewicht innerhalb einer polar geordneten Natur. Kinder erlernen erst die Fähigkeit, durch persönliche Lebensumstände entstandene Schieflagen neu auszubalancieren. Krankheiten - vor allem entzündliche Erkrankungen - sind oftmals der hierfür benötigte Prozess. Diesen kann man mit homöopathischen Mitteln, respektvoll die Selbstheilungskräfte stützend, begleiten.

Die Schulmedizin anerkennt prinzipiell nur eingreifende Mittel, die Nebenwirkungen haben müssen. Vielleicht fehlt ihr deshalb auch die Idee vom Sinn durchlebter Krankheiten und der andersartigen Wirkung auf die Entwicklung des Immunsystems. Deren machtvolle Möglichkeiten gilt es zu nutzen, wenn einmal die körpereigenen Kräfte in einer konkreten Situation überfordert sind.

Hinter dem Impfgedanken steckt die Überzeugung, dass der Mensch durch die Verhinderung der Krankheiten gesünder würde. Warum z.B. leiden dann heute 25% aller 12-18-jährigen an einer chronischen Krankheit?

Die Vermeidung von Krankheiten durch naturgemäße Ernährung, die Beachtung hygienischer Zusammenhänge und ein liebevoll achtsames Umfeld ist äußerst sinnvoll. Hierzu gehört aber auch, Fieber bis 41°C zuzulassen.

Lassen Sie sich die Möglichkeit, über ihre Gesundheit selbst zu entscheiden, nicht absprechen. Wer könnte besser beurteilen, was zu Ihrem Weg passt, als Sie selbst? Auch wenn Sie dabei gefühlsmäßig immer wieder an ihre Grenzen kommen: die Kinder vertrauen darauf, dass Sie diese Herausforderung immer wieder annehmen. Jede Entscheidung bleibt letztlich in der eigenen Verantwortung. Ist man sich treu, wenn man sich auf jemand anderen verlässt? Lernen Sie, sich selbst zu vertrauen. Wissen allein reicht hierfür nicht. Denn während wir versuchen es einzuordnen, begegnen wir all unseren inneren und äußeren Bedingungen und Gefühlen, unseren Vorstellungen vom Leben und der Welt. Dies gilt es zunächst aushalten zu lernen, wenn wir daran wachsen wollen.

Die von Andreas Bachmair gesammelten Tatsachen können Sie dabei unterstützen, konkrete Fragen zu klären und sich in Ihrer Entscheidung immer sicherer zu werden.

Denn schließlich stellt die eigene Entscheidung den höchsten Grad an Verantwortung dar, zu dem wir fähig sind.

Michael Friedl

Michael Friedl ist Facharzt für Kinderheilkunde und Jugendmedizin in Heidelberg und Vorsitzender des Vereins "Ärzte für individuelle Impfentscheidung e.V.", www.michaelfriedl.de

Einführung

Kennen Sie die überdimensionale Zecke, die Sie im Wartezimmer vieler Ärzte bedrohlich anstarrt? Oder die ständige Erinnerung auf Plakatwänden, in Ihrem Impfpass nachzusehen, ob Sie die Masernimpfung auch wirklich gemacht haben?[1] Beim Thema Impfen wird sehr viel mit dem Faktor Angst gearbeitet. Ob es nun die eingangs erwähnten Zecken sind, die Sie im Wald mit einer FSME bedrohen, oder die SSPE (subakut sklerosierende Panenzephalitis), die Ihr Kind bekommt, wenn es jemals die Masern durchmachen sollte.

Die Bevölkerung soll Angst haben, wenn Sie nicht geimpft ist. Denn nur wer geimpft ist, ist auch geschützt!

Aus Angst heraus sollte man sich oder seine Kinder jedoch nicht impfen lassen. Wenn Sie Angst haben, treten Fakten oft in den Hintergrund und Sie können keine objektive Entscheidung mehr treffen. Leider ist es aber heute so, dass die Mehrheit der Menschen die Impfentscheidung entweder aus Angst vor den vermeintlich gefährlichen Krankheiten und/oder aus Unwissenheit trifft.

Eine Entscheidung für oder gegen das Impfen zu treffen ist nur möglich, wenn Sie genügend Hintergrundwissen haben. Nur zu impfen, weil es ja jeder macht, ist sicher keine sinnvolle Entscheidung, denn wer sagt Ihnen, dass die Masse richtig handelt? Beim Impfen überlässt man die Entscheidung gerne dem Arzt, von dem man ja annehmen sollte, dass er sich ausführlich mit dem Thema auseinandergesetzt hat. Leider ist dies oft nicht der Fall. Im Medizinstudium nimmt das Thema Impfen gerade einmal den Raum einer zweistündigen Vorlesung ein.

Ich halte es daher für unabdingbar, sich zu informieren.

Lesen Sie so viel Literatur zum Thema Impfen wie möglich, denn dieses Wissen wird Ihnen helfen, eine gute Entscheidung zu treffen. Sie werden Impfdiskussionen mit Ihrem Arzt souverän bewältigen, da Sie genügend Wissen haben und nicht aus Angst klein beigeben.

Dieses Buch zeigt Ihnen Fakten zum Thema Impfen auf, die Sie unbedingt kennen sollten. Wenn Sie um diese Tatsachen wissen, werden Sie Impfungen sehr viel kritischer betrachten und die Notwendigkeit jeder Impfung nochmals durchdenken. Diese Fakten werden heute von offiziellen Stellen, wie dem Robert-Koch-Institut (RKI), dem Paul-Ehrlich-Institut (PEI), der Bundeszentrale für gesundheitliche Aufklärung (BzgA) oder der Ständigen Impfkommission (STIKO) völlig ignoriert, abgewiegelt oder gar als nicht relevant dargestellt. Und dies aus gutem Grund. Denn eine Diskussion würde dazu führen, dass man zugeben müsste, dass es ein massives Impfproblem gibt und der Impfgedanke hinterfragt werden müsste.

Die Kapitel sind bewusst kurz gehalten, um sich nicht im Detail zu verlieren, und erläutern nur die wesentlichen Punkte, die Ihnen bei eventuellen Diskussionen hilfreich sein können und welche Sie dazu anregen sollen, das Thema mit kritischen Augen zu betrachten.

Impfstoffe

Aluminium

In über 90% der Impfstoffe (alle Tetanusimpfstoffe, sowie alle 2-, 3-, 4-, 5-, 6-fach Impfstoffe mit Tetanuskomponente, Impfstoffe gegen Hepatitis, Meningokokken, Pneumokokken, Gebärmutterhalskrebs) befinden sich als Wirkungsverstärker Aluminium in verschiedenen Verbindungen, wie z.B. Aluminiumhydroxit oder Aluminiumphosphat. Ohne Aluminiumzusatz hätten die meisten Impfungen keine Wirkung. Aluminium induziert eine künstliche Entzündung an der Einstichstelle und dadurch soll die Immunantwort verstärkt werden. Bei Aluminium handelt es sich jedoch um eine neurotoxische Substanz, für die die Europäische Behörde für Lebensmittelsicherheit (EFSA) eine tolerierbare wöchentliche Aufnahme aus Nahrungsmitteln (also oral aufgenommen, nicht injiziert) von 1 mg pro Kilo Körpergewicht festgelegt hat.[1] Über die Nahrung aufgenommenes Aluminium wird jedoch nur mit etwa 0.1% resorbiert[2] (Angaben variieren bis zu 1%), Aluminium in Impfstoffen wird jedoch komplett aufgenommen. D.h. der Grenzwert von einem Milligramm für die orale Aufnahme müsste bei Impfungen 0.001 mg betragen. Die Menge von reinem Aluminium in einem Impfstoff beträgt ca. 0.2-0.8 mg pro Impfung, damit einem Vielfachen der tolerierten Menge. Ein Säugling mit 5 kg nimmt bei einer Injektion mit 0.8 mg Aluminium (6-fach Impfung) etwa das 160-fache (16-fache bei Resorptionsquote von 1%) der wöchentlich tolerierbaren Menge auf.

Berechnet man die Menge auf das ganze Jahr, erhält man folgenden Wert bei einem Neugeborenen im ersten Lebensjahr: 7 kg Durchschnittsgewicht x 1 mg x 52 (Wochen)

= 364 mg max. tolerierbare orale Menge Aluminium/Jahr. Bei einer Resorptionsquote von 0.1% entspricht dies einem Wert von 0.36 mg. D.h. bereits mit einer 6-fach Impfung ist der jährliche Grenzwert um mehr als das Doppelte überschritten!

Im Gegensatz zu oral eingenommenen Aluminium wird Aluminium, welches injiziert wird, nicht langsam freigesetzt, sondern ist sofort in großen Mengen im Organismus zu finden, was die Ausscheidung und Verstoffwechselung erschwert.

Das Robert Koch Institut behauptet in seinem Artikel (Schutzimpfungen – 20 Einwände und Antworten des Robert Koch-Instituts und des Paul-Ehrlich-Instituts) ganz dreist, dass in einigen Impfstoffen Aluminium zu finden ist, allerdings in äußerst geringen (!) Konzentrationen und unterhalb der toxikologischen Grenzwerte.[3] Der Grenzwert ist bei einem 4 oder 5 Kilo schweren Säugling bereits mit einer 6-fach-Impfung erreicht, unabhängig davon, wie hoch die Resorptionsquote ist (Grenzwert für 5 kg schweren Säugling: 5 mg/Woche oder 0.7mg/Tag).

Aluminium wird normalerweise über die Nieren ausgeschieden. Dieser Mechanismus funktioniert jedoch nicht bei allen Menschen gleich, weshalb bestimmte Personen anfälliger sind und Nebenwirkungen schneller auftreten. Aluminium wird im Blut zum Teil an Transferrin gebunden und gelangt über diesen Weg in den Knochen, das Knochenmark und auch ins Gehirn.[4]

Aluminium erhöht die Durchlässigkeit der Blut-Hirn-Schranke und ermöglicht dadurch den Durchtritt desselben.[5] Das aufgenommene Aluminium bleibt über Jahre im Gehirn und wird nur sehr langsam ausgeschieden. Dadurch kann es das Gehirn schädigen und zu vielfältigen neurologischen Erkrankungen, wie chronische Hirnentzündungen führen.[6]

Ferner kann Aluminium Autoimmunerkrankungen verursachen. Dieses Krankheitsbild wird seit 2011 als ASIA (autoimmune/inflammatory syndrome induced by adjuvants = Autoimmunsyndrom ausgelöst durch Adjuvantien) beschrieben.[7] Die Menge des dazu notwendigen Aluminiums ist individuell verschieden und kann bereits bei einer Impfung ausreichend sein (Siehe Kapitel Autoimmunerkrankungen auf dem Vormarsch).

Bekannt ist mittlerweile, dass Aluminiumverbindungen zur sogenannten makrophagischen Myofasziitis, einer Muskelerkrankung führen können. Hierbei kommt es zu Entzündungen des Muskels an der Einstichstelle mit einer Vielzahl von Begleitsymptomen, wie Muskel- und Gelenkschmerzen, chronische Müdigkeit, kognitive Störungen, Schwindel, Kopfschmerzen, Missempfindungen in den Gliedmaßen und oft Nachlassen der Sehkraft.[8,9,10]

Trotz des über 90-jährigen Gebrauchs von Aluminium in Impfstoffen, ist das Wissen über die Wirkungsweise bemerkenswert gering. Auch gibt es kaum Daten zur Toxikologie und Pharmakokinetik dieser Stoffe. Trotzdem geht man davon aus, dass Aluminium in Impfstoffen sicher ist[11] und betont immer wieder dessen Unbedenklichkeit.

Aluminium findet sich in beinahe allen Standardimpfungen (außer Impfungen gegen Mumps, Masern, Röteln, Windpocken, Influenza und Tollwut) und überschreitet vor allem im ersten Lebensjahr durch die hohe Anzahl von Impfungen den Grenzwert in massiver Weise (ca. 1000% bei allen empfohlenen Impfungen nach STIKO). Gerade im ersten Lebensjahr ist das Gehirn, das in dieser Zeit wesentliche Entwicklungsschritte vollzieht, durch das neurotoxische Aluminium besonders gefährdet.

Im Tierversuch konnte gezeigt werden, dass Aluminium plazentagängig ist und über die Muttermilch übertragen wird. Jede aluminiumhaltige Impfung während der Schwangerschaft stellt somit ein potentielles Risiko für das Ungeborene dar, da es durch seine neurotoxische Wirkung die vorgeburtliche und postnatale Entwicklung des Gehirns hemmt[12,13] (siehe auch Kapitel Impfungen während der Schwangerschaft).

Liste von Impfstoffen, die Aluminium enthalten:

Impfstoff:	Aluminiummenge:
Bexsero®	0.5 mg Aluminium
Boostrix®	0.5 mg Aluminium (als Aluminiumhydroxid u. -phosphat)
Boostrix Polio®	0.5 mg Aluminium (als Aluminiumhydroxid u. -phosphat)
Cervarix®	0.5 mg Aluminium (als Aluminiumhydroxid)
COVAXiS®	0.33 mg Aluminium (als Aluminiumphosphat)
Encepur® Erwachsene	1 mg Aluminiumhydroxid
Encepur® Kinder	0.5 mg Aluminiumhydroxid
Engerix®-B Erwachsene	0.5 mg Aluminium (als Aluminiumhydroxid)
Engerix®-B Kinder	0.25 mg Aluminium (als Aluminiumhydroxid)
FSME-IMMUN 0,25 ml Junior	0.17 mg Aluminium
FSME-IMMUN Erwachsene	0.35 mg Aluminium
Gardasil®	0.225 mg Aluminium (als Aluminiumhydroxyphosphatsulfat)
Havrix 1440	0.5 mg Aluminium (als Aluminiumhydroxid)
Havrix 720	0.25 mg Aluminium (als Aluminiumhydroxid)
HBVAXPRO	0.25 mg Aluminium (als Aluminiumhydroxyphosphatsulfat)
Hepatyrix	0.5 mg Aluminium (als Aluminiumhydroxid)
Hexyon® Sanofi	0.6 mg Aluminium (als Aluminiumhydroxid)
Infanrix® hexa	0.82 mg Aluminium (als Aluminiumhydroxid und -phosphat)
Infanrix®	0.5 mg Aluminium (als Aluminiumhydroxid)

Infanrix®-IPV + Hib	0.5 mg Aluminium (als Aluminiumhydroxid)
Meningitec®	0.125 mg Aluminium
Menjugate® Kit	0.3-0.4 mg Aluminiumhydroxid
NeisVac-C	0.5 mg Aluminiumhydroxid
PENTAVAC®	0.3 mg Aluminium (als Aluminiumhydroxid)
Prevenar®	1.5 mg Aluminiumphosphat
Prevenar 13 ®	0.125 mg Aluminium (als Aluminiumphosphat)
REPEVAX®	1.5 mg Aluminiumphosphat
REVAXiS®	0.35 mg Aluminium (als Aluminiumhydroxid)
Td-Impfstoff Mérieux®	1.5 mg Aluminiumphosphat
Td-pur®	1.5 mg Aluminiumhydroxid
Td-Rix	0.3 mg Aluminium (als Aluminiumhydroxid)
Td-Virelon®	Unbekannte Menge
Tetanol®	1.5mg Aluminiumhydroxid
Tetanus-Impfstoff Mérieux	1.25 mg Aluminium (als Aluminiumhydroxid)
Twinrix® Erwachsene	0.05 mg Aluminium (als Aluminiumhydroxid) 0.4 mg Aluminium (als Aluminiumphosphat)
Twinrix® Kinder	0.025 mg Aluminium (als Aluminiumhydroxid) 0.2 mg Aluminium (als Aluminiumphosphat)

10

Fakt 2

Quecksilber

Auch wenn Quecksilber aus Impfstoffen zunehmend herausgenommen wurde, findet man immer noch Spuren von Quecksilber in vielen Impfstoffen, da es bei der Herstellung der Impfstoffe verwendet wird. So findet man nach wie vor im 6-fach Impfstoff Infanrix hexa® nennenswerte Mengen.[1] Ferner wird es noch in vielen Influenza Impfstoffen, die als Mehrfach-Impfdosen verabreicht werden, als Konservierungsmittel eingesetzt.

Quecksilber ist ein noch stärker als Aluminium wirksames Neurotoxin, das zu vielen neurologischen Problemen wie Autismus, Entwicklungsstörungen, Sprachstörungen und Herzerkrankungen führen kann.[2] Vor allem bei Ungeborenen und Kleinkindern, deren Nervensystem sich in der Entwicklung befindet, führt Quecksilber zu einer starken Hemmung des Nervenwachstums.

Quecksilber sammelt sich innerhalb kurzer Zeit nach einer Injektion im Gehirn an, werden Schwangere geimpft (die Influenzaimpfung wird in USA schon seit Jahren empfohlen und auch in Europa wird zunehmend die Impfung Schwangerer empfohlen), befindet sich das Quecksilber, da es plazentagängig ist, dann auch im Gehirn und in den Nieren des heranwachsenden Fötus. Ein Teil der Schweinegrippeimpfstoffe, die 2009 Verwendung fanden und empfohlen wurden, enthielten ebenfalls Thiomersal. Die Zielgruppe der Impfung waren damals u.a. schwangere Frauen (!) und Säuglinge über 6 Monate mit einer chronischen Erkrankung.

Die WHO senkte 2003 den Grenzwert von 3.3 μg auf 1.6 μg (0.23 μg) Methylquecksilber pro Kilo Körpergewicht pro Woche (Tag).[3] Hierbei handelt es sich jedoch – wie bei Aluminium - um den Grenzwert für die orale Aufnahme.

Manche Influenza Impfstoffe enthalten pro Dosis 25 μg Thiomersal (eine Quecksilberverbindung). D.h. eine Frau von 60 kg bekommt mit einer Impfung mehr als das Doppelte des Grenzwertes für einen Tag. Für den Fötus mit einem Gewicht von mehreren Hundert Gramm ist der Grenzwert um mehr als das Hundertfache überschritten.

Interessant in diesem Zusammenhang ist die Tatsache, dass Quecksilber in Händedesinfektionsmitteln schon seit Jahrzehnten verboten ist, man aber weiterhin den Gebrauch in Impfstoffen tolerierte bzw. noch toleriert. Es war nur der Druck der Öffentlichkeit, der dazu führte, dass man Thiomersal aus den meisten Impfstoffen entfernte.

Polysorbat etc.

Neben dem bereits besprochenen Aluminium enthalten viele Impfstoffe als Konservierungsstoff Polysorbat 80. Polysorbat 80 ist ein Emulgator, der vor allem in Kosmetika, Arzneimitteln, Lebensmitteln, Reinigungs- und Waschmitteln Verwendung findet. Polysorbat 80 ist bekannt dafür, dass es zu einer Schädigung des weiblichen Reproduktionssystem bei Ratten führt. In einer Unter-suchung[1] führt Polysorbat 80 zu einer Beschleunigung der Geschlechtsreife, aber verringert gleichzeitig das Gewicht der Gebärmutter und Eierstöcke. Eine chronische Östrogen-Stimulation, die durch Polysorbat ausgelöst wird, kann zu Gewebs- und Zellveränderungen in der Gebärmutter führen. Ferner fand man Eierstöcke ohne Gelbkörper bzw. mit degenerierten Follikeln. Mit anderen Worten Polysorbat kann zu einem völligen Versiegen der Fortpflanzungs-fähigkeit führen. Für Tiere besteht bereits eine Patentanmeldung eines Infertilitätsimpfstoffes, der u.a. Polysorbat und Squalen enthält.[2] Dieselben Inhaltsstoffe findet man auch in den aktuellen Grippeimpfstoffen Optaflu, Fluad, Focetria und Celtura.

Erst in den letzten beiden Jahren wurden vermehrt Fälle von Eierstockversagen bei jungen Mädchen beobachtet, die vorher mit Gardasil, einer Impfung gegen Gebärmutterhalskrebs, die Polysorbat enthält, geimpft wur-den.[3]

Ferner ist Polysorbat 80 bekannt dafür, dass es die Bluthirnschranke überwinden kann (manche Wirkstoffe in Medikamenten werden extra zu diesem Zweck mit Polysorbat 80 verbunden[4]). Die Zugabe erhöht damit die Gefahr, dass toxische Stoffe aus dem Impfstoff die Blut-Hirn-Schranke überwinden.

Polysorbat befindet sich in vielen Standardimpfungen für Kleinkinder. So enthalten alle (!) Impfungen im ersten Lebensjahr (6-fach, Impfung Pneumokokken und Impfung gegen Rotaviren) Polysorbat. Ferner ist es in vielen Auffrischimpfungen der Grundimmunisierungen enthalten (Auffrischimpfungen von Tetanus, Diphtherie, Keuchhusten und Polio: Boostrix, Boostrix Polio, Repevax, Revaxis). Alleine diese Impfungen decken den Großteil der heute abgegebenen Impfungen ab.

Impfstoffe, die Polysorbat enthalten:
Addigrip®
Boostrix® , Boostrix® Polio
Fluad®
Gardasil®
Havrix
Hepatyrix
Infanrix® hexa
Infanrix®
Infanrix®-IPV + Hib
Influsplit SSW®
Influvac®
IPV Mérieux
IPV-Virelon
Prevenar 13 ®
REPEVAX®
REVAXIS®
RotaTeq®
Td-Virelon®
ViATIM®

Es soll hier nicht auf alle Inhaltsstoffe in Impfungen eingegangen werden, da dies den Rahmen des Buches sprengen würde. Es wurden beispielhaft nur 3 wesentliche Stoffe herausgegriffen, um die Problematik zu erläutern.

Fakt 4

Unbekannte Viren in Impfstoffen

Schlagzeilen machte schon vor Jahren SV-40. SV-40 ist ein Affenvirus (Simian-Virus), der durch die Polioschluckimpfung zwischen 1955 bis 1963 weltweit verbreitet wurde. Die Viren für die Impfstoffe wurden auf Nierenzellen von Rhesusaffen gezüchtet, die mit diesem Virus infiziert waren. Man schätzt, dass weltweit mehr als 100 Millionen Menschen diese Impfstoffe erhalten haben.

Problematisch bei SV-40 ist die Tatsache, dass es immer mehr Belege dafür gibt, dass SV-40 an der Entstehung von Lymphknotenkrebs, dem Non-Hodgkin-Lymphom, Lungenkrebs, Hirntumoren[1] und Knochenkrebs beteiligt ist.

Beunruhigend ist, dass man den Virus auch bei Patienten nachweisen kann, die nach 1982 geboren wurden, d.h. lange nachdem angeblich die SV-40 Viren aus den Impfstoffen entfernt wurden.[2] Die Frage stellt sich hier, ob nicht auch heute noch SV-40 Viren in Impfstoffen zu finden sind.[3]

Aber auch in anderen Impfstoffen finden sich Verunreinigungen mit Viren. So finden sich im MMR Impfstoff (Mumps-Masern-Röteln) regelmäßig zwei Viren aus Hühnerzellkulturen, die bei Vögeln Leukämie auslösen können. Die Bedeutung für den Menschen ist hierbei noch ungeklärt.[4]

Lebendimpfungen gegen Rotaviren sind mit zwei Varianten des Schweinevirus kontaminiert, PCV-1 und PCV-2, welche bei Schweinen als Erreger des "Postweaning Multisystemic Wasting Syndrome" bekannt sind, das von veterinärmedizinischer Bedeutung ist. Diese Krankheit tritt vor allem im Alter von 6 bis 20 Wochen auf und äußert sich mit Wachstumsverlangsamung, Durchfall, Schwellung der

Lymphknoten, erschwerter Atmung und möglicherweise Gelbsucht (Gelbfärbung von Augen und Schleimhäuten). Je nach Schweregrad der Erkrankung sterben bis zu 30 Prozent der erkrankten Tiere.[5]

Die Schweineviren sind bislang (!) für den Menschen nicht als pathogen einzustufen, d.h. sie rufen bei Menschen keine Krankheiten hervor.[6]

Alle Lebendimpfstoffe (d.h. Impfstoffe gegen Mumps, Masern, Röteln, Windpocken, Rotaviren, Typhus und Gelbfieber) bergen somit das Risiko einer Verseuchung bzw. Verunreinigung mit bis dato unbekannten Viren. Nachzuweisen sind diese Viren nämlich nur, wenn man spezifisch nach ihnen sucht, eine generelle Untersuchung auf eine virale Verunreinigung ist bislang nicht möglich bzw. sehr aufwendig.

Impfstoffe, die auf Krebszellen oder dem Gewebe abgetriebener Föten gezüchtet werden

Es gibt Impfstoffe gegen Influenza (Optaflu und Celtura), bei denen die Influenzaviren nicht, wie herkömmlich in Hühnereiern, sondern auf einer hoch tumorigen Zelllinie (MDCK = Madin Darby Canine-Kidney) vermehrt werden. MDCK-Zellen stammen aus einem bösartigen Tumor des Nierenepithelgewebes eines weiblichen Cockerspaniels und wurden im September 1958 in Kultur genommen. Bei den MDCK-Zellen handelt es sich um eine tumorigene Zelllinie, das heißt, die Zellen können in einem Wirtsorganismus Tumoren ausbilden. Je weniger Zellen im Tierversuch dafür benötigt werden, desto ausgeprägter ist die Tumorigenität. Man findet in diesen Impfstoffen zwar keine vollständigen Krebszellen mehr (was die europäische Arzneimittelbehörde EMEA zum Anlass nimmt, den Impfstoff als sicher zu erklären), aber DNA aus Krebs-Zellen ist in diesem Impfstoff in geringen Mengen vorhanden.

Es gibt keine ausreichenden Sicherheitsstudien, die eine Unbedenklichkeit dieser Impfstoffe belegen würden. Es gibt bisher nur eine Studie, bei der Impflinge über einen Zeitraum von 6 Monaten nach Gabe von Optaflu systematisch untersucht wurden.[1] Dieser Zeitraum ist aber für die Entstehung von Krebs viel zu kurz kalkuliert, wobei dies vermutlich ganz bewusst so gewählt wurde, um etwaiges Auftreten von Krebs nicht offensichtlich werden zu lassen.

Ein anderes, oft diskutiertes Thema bei der Herstellung von Impfstoffen ist die Verwendung von Zelllinien, die aus abgetriebenen Föten stammen (sogenannte HDC Zellen =

human diploid cells). Hierbei ist es nicht so, dass diese Zelllinien laufend aus neu abgetriebenen Föten gewonnen werden, sondern man verwendet eine bereits bestehende Zelllinie, die laufend fortgezüchtet wird. Eine häufig benutzte Zelllinie (MRC 5) für Impfstoffe stammt aus dem Lungengewebe eines 14 Wochen alten Föten, der 1966 von einer 27 Jahre alten Frau abgetrieben wurde.

Impfstoffe, die auf MRC 5 Zellen hergestellt werden:
Priorx®
Priorix Tetra®
VAQTA®
Priorix®
ViATIM®
Hepatyrix
Twinrix® Kinder
Twinrix® Erwachsene
Varilrix®
VARIVAX®
VAQTA® K pro infantibus
Havrix 720
Havrix 1440
HAVpur
Varilrix®

Impfungen allgemein

Fakt 6

Impfungen während der Schwangerschaft

In den letzten Jahren gehen die offiziellen Impfempfehlungen immer mehr dazu über, auch Schwangeren Impfungen zu empfehlen.

So schreibt das Schweizer BAG (Bundesamt für Gesundheit) in seinem Impfplan 2013: "Von nun an wird schwangeren Frauen im 2. oder 3. Trimester ebenfalls eine Dosis dTpa empfohlen, wenn die letzte Pertussisimpfung (Impfung gegen Keuchhusten) bzw. eine PCR- oder kulturell bestätigte Erkrankung durch B. pertussis 5 Jahre oder länger zurückliegt. Durch die Impfung während der Schwangerschaft sollen Säuglinge in den ersten Lebenswochen vor Pertussis geschützt werden (transplazentare Antikörperübertragung). Mit dTpa ist die Impfung gegen Diphtherie, Tetanus und Pertussis (Keuchhusten) gemeint. Da man keinen Einzelimpfstoff gegen Keuchhusten mehr zur Verfügung hat, empfiehlt man die Dreifachimpfung gegen Tetanus, Diphtherie und Keuchhusten. Was ist jedoch, wenn die Schwangere erst kurz vor der Schwangerschaft eine Tetanusauffrischung bekommen hat? Eine weitere Impfung in der Schwangerschaft (jetzt gegen Diphtherie, Tetanus, Keuchhusten) würde u.U. zu heftigsten Reaktionen führen.

Bis dato hat man Frauen in der Schwangerschaft explizit "nur" die Impfung gegen Influenza (saisonale Grippe) empfohlen. Sie wird allen Schwangeren ab dem zweiten Schwangerschaftsdrittel (2. Trimenon) und bei erhöhter gesundheitlicher Gefährdung infolge eines Grundleidens schon ab dem ersten(!) Schwangerschaftsdrittel (1. Trimenon) empfohlen. Diese Empfehlung besteht bei der Ständigen Impfkommission (STIKO) seit 2010.

Allgemein wird von den Impfkommissionen für Schwangerschaften folgendes geraten:

In der Schwangerschaft erlaubte Impfungen (STIKO):

Diphtherie
Grippe
Tetanus
Keuchhusten
Hepatitis A&B
FSME
Meningokokken
Poliomyelitis
Tollwut

Impfungen, die in der Schwangerschaft vermieden werden sollten (STIKO):

Röteln
Masern
Mumps
Windpocken
Cholera
Gelbfieber
Japanische Enzephalitis
Tuberkulose
Typhus (oraler Impfstoff)
Pocken

Sicherheitsbedenken kennt man bei den empfohlenen Impfungen in der Schwangerschaft grundsätzlich nicht, man empfiehlt die Impfungen auch erst "ab dem zweiten Trimenon". Nur bei besonderer Gefährdung auch schon früher. Dazu gilt aber folgendes anzumerken:

Problematisch sind verschiedene Hilfsstoffe in den

Impfstoffen, allen voran Aluminiumverbindungen. Aluminium darf in der Schwangerschaft nicht eingenommen werden, da hierfür keine Erfahrungen beim Menschen vorliegen und Tierversuche mit Aluminiumverbindungen schädliche Auswirkungen auf die Nachkommen zeigten (siehe Kapitel Aluminium).

Das Arzneitelegramm, ein pharmaunabhängiger Informationsdienst für Ärzte und Apotheker äußert sich zur Einnahme von Aluminium enthaltenden Antacida (Resorption nur 0,1%) für Magenübersäuerung während der Schwangerschaft: Schwangerschaft - nur kurzfristig anwenden, um Aluminiumbelastung des Kindes gering zu halten, Anreicherung in fetalen Geweben, überwiegend in Knochen; bei Mäusen nach oraler Verabreichung Embryoletalität, vermehrt Gaumenspalten und Wirbelsäulenkrümmungen (ab 10-20 mg Al/kg KG/Tag), bei Ratten Verminderung der Ossifikation, erhöhte Totgeburtsrate, erhöhte peri-/postnatale Sterblichkeit, Wachstumsretardierung.[1]

Früher wurde von der Medikamenteneinnahme während der Schwangerschaft generell abgeraten. Die plötzliche Umkehr von dieser Empfehlung muss massiv kritisiert werden, denn zu keinem Impfstoff gibt es Studien zur Unbedenklichkeit der Verwendung in der Schwangerschaft. Denn wer hat schon ein Interesse daran, während der Schwangerschaft im Rahmen einer Impfstudie zu testen, wie der Impfstoff verträglich ist?

In den nächsten Jahren wird man dazu übergehen, Schwangere immer mehr zu impfen, mit dem Argument, den Säugling in den ersten Lebensmonaten zu schützen. Der nächste Schritt geht dann dahin, auch die Ungeborenen selbst zu impfen.

Impfzeitpunkt

Der Impfzeitpunkt der Kinderimpfungen fällt mit der Entwicklung des Nerven- und Immunsystems des Kindes zusammen. Die Bedeutung des Impfzeitpunktes und damit der Reife des Immunsystems wird auch daraus erkennbar, dass es bei der "zeitgerechten Impfung" frühgeborener Kinder (d.h. Impfung am Ende des zweiten Lebensmonats) bei bis zu 20% der geimpften Kinder zu teilweise lebensbedrohlichen Atemstillständen oder Kreislaufproblemen kommt.[1] Neuere Arbeiten weisen darauf hin, dass das Noch-Vorhandensein mütterlicher Antikörper beim Neugeborenen (Nestschutz) im Falle einer Impfung gegen die betreffende Erkrankung unter Umständen zu einer allergiefördernden Immunreaktion führt. Bestätigten sich diese Ergebnisse, wäre dies ein gewichtiges Argument für einen späteren Impfzeitpunkt[2], was jedoch von den Gesundheitsbehörden sicher nicht angestrebt wird.

Das Gehirn hat beim Menschen im Vergleich zu anderen Organen eine besonders lange Entwicklungszeit. So vollzieht sich die Hälfte des gesamten Hirnwachstums während des ersten Lebensjahres. Das ist vor allem durch die Vergrößerung und Differenzierung der Nervenzellen bedingt, aber auch durch die zunehmende Markscheidenbildung (d.h. Ummantelung der einzelnen Nerven) und die Ausbildung von Nervenverbindungen (Synapsen). Die Entwicklung der Rezeptoren und der Transmittersysteme hat ebenfalls ihren Höhepunkt in den ersten beiden Lebensjahren[3]. Die unvollständige Myelinisierung (Markscheidenbildung) der Nerven und die Durchlässigkeit der Blut-Hirn-Schranke machen Säuglinge besonders für Toxine anfällig. Während der frühkindlichen neurologischen Entwicklung umgeben sich die Nerven erst nach und nach mit der Markscheide, der Prozess beginnt bei der Geburt im Stammhirn und erreicht erst im zweiten Lebensjahrzehnt die Hirnrinde. Myelinisierte Nerven, also mit Markscheiden ummantelte Nerven, verfügen über eine schnellere Reizleitung und sind auch weniger anfällig gegenüber Neurotoxinen. Auch die Blut-Hirn-Schranke bildet eine Schutzbarriere des zentralen Nervensystems vor Giftstoffen und Krankheitserregern und ist beim Säugling noch sehr durchlässig für giftige Substanzen (Quecksilber, Aluminium).

Bei der Hirnentwicklung differenzieren sich die Nervenzellen aus sogenannten pluripotenten Stammzellen. Diese Differenzierung erfolgt durch spezielles Ausschalten von bestimmten Genen mit Hilfe eines Markers (CH-Methylisierung). Alle Gene, die damit markiert sind, kommen also nicht zum Ausdruck bzw. werden nicht aktiviert. Vermittelt wird diese Regulation durch Signalstoffe, sogenannte Nervenwachstumsfaktoren. Toxine, wie Blei, Kupfer, aber auch Aluminium oder Thiomersal in Impfstoffen können die Nervenwachstumsfaktoren stören bzw. hemmen und führen damit zu einer Fehlentwicklung von Nervenzellen, etwa eine mangelhafte oder ungenügende Aussprossung von Nervenfasern oder fehlerhafte Synapsenbildung, was Störungen in der Kommunikation von Nervenzellen zur Folge hat.

Ein Teil der gesunden Bevölkerung weist genetisch bedingt eine niedrige Konzentration der erwähnten Signalstoffe auf. Solche Personen sind besonders gefährdet, durch schädliche Stoffe in Impfungen in der frühen Kindheit neurologische Störungen zu erleiden. Der amerikanische Forscher Waly zeigte am Versuch mit menschlichen Neuroblastomzellen, dass Ethanol und verschiedene Metalle wie Kupfer, Blei, und vor allem

Quecksilber und Aluminium eine stark hemmende Wirkung auf Nervenwachstumsfaktoren ausüben.[4]

Der heute übliche erste Impfzeitpunkt am Ende des zweiten Lebensmonates fällt also in eine äußerst kritische Zeit der Hirnentwicklung und kann bei genetisch disponierten Säuglingen zu oft irreversiblen Schädigungen des Gehirns führen.

STIKO: Impfempfehlungen

In Deutschland werden Empfehlungen für Impfungen von Säuglingen, Kindern und Erwachsenen heute von der ständigen Impfkommission (STIKO) ausgesprochen. In der Schweiz ist die zuständige Behörde die Eidgenössische Kommission für Impffragen (EKIF), in Österreich der Impfausschuss des Obersten Sanitätsrates.

Sieht man sich die Mitglieder der STIKO einmal genauer an, dann kann man nicht behaupten, dass es sich um eine unabhängige Behörde handelt. Viele Mitglieder haben sehr enge Verbindungen zur Pharmaindustrie[1], und so bleiben die Empfehlungen stark gefärbt.

Als Beispiel sei Prof. Ulrich Heininger herangezogen. Prof. Ulrich Heininger betreut die Seite: http://www.rund-ums-baby.de/impfen/. Er ist im wissenschaftlichen Beirat von der Deutschen Gesellschaft für pädiatrische Infektiologie (DGPI), dessen Sponsoren namhafte Impfstoffhersteller sind, wie Aventis Pasteur MSD, Aventis Pharma, Bristol-Myers Squibb, GlaxoSmithKline, Infectopharm, MSD Sharp & Dohme GmbH, Wyeth Pharma. Er sitzt ferner im Präsidium der Brighton collaboration, die Impfnebenwirkungen definiert und wissenschaftliche Reviews und Empfehlungen erstellt (auf allen Ebenen von Mitarbeitern pharmazeutischer Konzerne durchsetzt).

Das RKI gibt ferner noch folgende Verbindungen an: Mitgliedschaft in Gremien/Tätigkeiten für Gremien: Advisory Board Pseudomonas-Impfung 2004-2006 (Berna, Schweiz); Advisory Board FSME + Meningokokken 2002-2007 (Baxter, Schweiz); Advisory Board Meningokokken 2004 (einmalig, Chiron-Behring international); Advisory Board Pneumo-, Meningokokken 2005-2007 (Wyeth, Schweiz); Advisory Board Varizellen-Impfung 2005-2007

(SPMSD); Advisory Board Rotavirus-Impfung 2004-2007 (GSK) und 2005-2007 (SPMSD); Advisory Board GSK Impfakademie seit 2001 (GSK, ehrenamtlich).

Gutachtertätigkeit: Beratung zur Planung von Impfstudien zu Influenza-Pandemie-Impfstoffen 2006 (einmalig, GSK, Belgien) sowie 2007 (einmalig, Bavarian Nordic); Mitglied Expertenteam Independent Data Monitoring Committee Influenza-Pandemie-Impfstoff seit 2006 (GSK, Belgien); Mitglied Expertenteam Independent Data Monitoring Committee für eine internationale Pneumokokken-Konjugatimpfstoff-Studie, seit 2008 (GSK, Belgien).

Klinische Studien: "A phase 4, open, randomized, multicenter study to assess the kinetics of the antibody response to meningococcal group C conjugate vaccine, MeningitecTM, following polysaccharide vaccine challenge in toddlers primed with Meningitec" 2003 (Wyeth, Schweiz).

Epidemiologische Studien: Erfassung von Varizellen in Kinderspitälern in der Schweiz 2000-2003 (finanzielle Unterstützung durch GSK Schweiz); Erfassung von Varizellen in Hausarzt- und Kinderarztpraxen in der Nordwestschweiz 2004-2007 (finanzielle Unterstützung durch GSK Schweiz).

Sonstige Studien: "Verwendung von FSME-IMMUN Erwachsene und FSME-IMMUN Junior zur Erzielung eines Impfschutzes bei irregulären Impfabständen" Anwendungsbeobachtung seit 2005; Ko-Studienleiter (Firma: Baxter).

Fortbildungsveranstaltungen/Kongresse/Vorträge: Vorträge zu Impfthemen ohne Produktbezug (Honorare zum Teil durch Impfstoffhersteller (re)finanziert).[2]

Prof. Heininger ist hier keineswegs die Ausnahme und man kommt nicht umhin zu spekulieren, ob die STIKO nicht der lange Arm der Impfstoffhersteller ist, um ihre Impfstoffe durch offizielle Impfempfehlungen gut zu vermarkten. So sieht man mit schöner Regelmäßigkeit, wie neu entwickelte

Impfstoffe innerhalb weniger Monate oder Jahre in den Impfkalender mit aufgenommen werden.

Leider lässt sich auch der Bundesgerichtshof (BGH) nicht davon beirren und definiert die Empfehlungen der STIKO ausdrücklich als „medizinischen Standard" („Überdies ist zu beachten, dass die Empfehlungen der STIKO nach den Feststellungen des sachverständig beratene Berufungsgerichts medizinischer Standard sind."[3])

Aktuelle STIKO Empfehlungen 2013

Alter	STIKO Impfempfehlungen
Ab 1. Lebensmonat (LM):	Postexpositionelle Hepatitis-B -Prophylaxe bei Neugeborenen von HBsAg-positiven Müttern bzw. von Müttern mit unbekanntem HBsAg-Status
Ab 6 Woche	1. Impfung gegen Rotaviren
Ab 2. vollendetem LM:	1.Impfung gegen: Diphtherie, Tetanus, Keuchhusten, Hämophilus influenza, Kinderlähmung, Hepatitis B in folgender Kombination: DTaP, oder DT und aP plus HIB, IPV, HB * oder Kombiimpfstoff: 1. 6-fach Impfung 1. Pneumokokken-Konjugat-Impfung 2. Impfung gegen Rotaviren
Ab 3. vollendetem LM:	2. Impfung gegen: Diphtherie, Tetanus, Keuchhusten, Hämophilus influenza, Kinderlähmung, Hepatitis B in folgender Kombination: DTaP, oder DT und aP plus HIB, IPV, HB*

	oder Kombiimpfstoff:
	2. 6-fach Impfung
	2. Pneumokokken-Impfung
	3. Impfung gegen Rotaviren
Ab Ende 4. Lebensmonat:	3. Impfung gegen: Diphtherie, Tetanus, Keuchhusten, Hämophilus influenza, Kinderlähmung, Hepatitis B in folgender Kombination: DTaP, oder DT und aP plus HIB, IPV, HB* oder Kombiimpfstoff:
	3. 6-fach Impfung
	3. Pneumokokken-Impfung
	4. Impfung gegen Rotaviren
Ab 11.-14. vollend. LM:	4. Impfung gegen: Diphtherie, Tetanus, Keuchhusten, Hämophilus influenza, Kinderlähmung, Hepatitis B in folgender Kombination: DTaP, oder DT und aP plus HIB, IPV, HB* oder Kombiimpfstoff:
	4. 6-fach Impfung
	1. Masern, Mumps, Röteln (MMR)
	1. Windpocken (Varizellen)
	1. Meningokokken ab vollendetem 12. LM
Ab 15. LM-23 LM:	2. Masern, Mumps, Röteln (MMR)
	2. Windpocken (falls Windpocken zusammen mit Mumps-Masern-Röteln als MMRV gegeben wurde)
Ab 2. Lebensjahr:	4. Pneumokokken-Impfung
ab 3. Lebensjahr:	
	Wiederimpfung nach 6 Jahren bei noch nicht gegen Pneumokokken geimpften Kindern. Kinder mit erhöhter gesundheitlicher Gefährdung sollten in Ergänzung der Impfung mit Pneumokokken Konjugat-

	Impfstoff im 3. Lebensjahr eine Impfung mit Polysaccharid Impfstoff erhalten (im Mindestabstand von 2 Monaten nach der letzten Impfung mit Konjugat-Impfstoff)
Ab 5-6. Lebensjahr:	Auffrisch-Impfung Tetanus-Diphtherie-Keuchhusten Kombinationsimpfung, reduzierter Gehalt an Diphterie-Toxin
9-17.Lebensjahr:	Auffrisch-Impfung Polio (IPV)Tetanus-Diphtherie (Td) zur Auffrischung (im Rhythmus von 10 Jahren) Auffrisch-Impfung Pertussis (aP, vorzugsweise kombiniert mit Td als TdaP) Masern-Mumps-Röteln (MMR) für alle Kinder und Jugendliche, die bisher nicht geimpft wurden oder mit unvollständigem Impfschutz Hepatitis B für ungeimpfte Jugendliche 2 x Windpocken (Varizellen) für Jugendliche ohne Windpockenerkrankung
12-17. Lebensjahr:	3 x Humaner Papilloma Virus (Gebärmutterhalskrebs) für Mädchen
Ab 18. Lebensjahr:	Tetanus-Diphtherie (Td) zur Auffrischung jeweils 10 Jahre nach der letzten vorangegangenen Dosis Masern: Impfung für alle nach 1970 Geborenen bei unklarem Impfstatus oder nur einer Impfung in der Kindheit, vor allem bei Ausbrüchen und im Gesundheitsdienst Beschäftigtem PERTUSSIS / Keuchhusten: Impfung aller Frauen im gebärfähigen Alter empfohlen

	RÖTELN: alle ungeimpften Frauen im gebährfähigen Alter (bzw. unklarer Impfstatus!!) sollen zwei Mal MMR erhalten, alle nur einmal geimpften eine zweite Dosis MMR, ebenso alle Beschäftigen in der Pädiatrie, Geburtshilfe, Gemeinschaftseinrichtungen... Influenza: Alle Schwangeren ab 2. Trimenon, bei erhöhter gesundheitlicher Gefährdung infolge eines Grundleidens ab 1. Trimenon
Ab 60. Lebensjahr:	Standardimpfungen mit allgemeiner Anwendung = Regelimpfungen: jährliche Influenza Impfung mit dem von der WHO empfohlenen Impfstoff Impfung mit Pneumokokken-Polysaccharid-Impfstoff; Einmalige Impfung, Auffrischimpfung nur für bestimmte Indikationen empfohlen.

* DTaP: Diphterie-, Tetanus- und azelluläre Keuchhusten-Impfung DT: Diphtherie- und Tetanus-Impfung aP: azelluläre Keuchhustenimpfung HIB: Haemophilus influenza B Impfung IPV: inaktivierte Polioimpfung HB: Hepatitis B Impfung

Strebt man die Variante mit möglichst wenigen Impfungen an, d.h. bei Verwendung von Mehrfachimpfstoffen, bekommt ein Kind im ersten Lebensjahr bereits 10 Impfungen, bis zum Ende des zweiten Lebensjahres sind es 15 Impfungen. Noch vor 10 Jahren waren es 6 Impfungen im ersten Lebensjahr. Bis zum 18. Geburtstag sind es dann bereits bis zu 22 Impfungen.

Alle 2 Jahre wird eine neue Impfung in die offizielle Empfehlung aufgenommen. Ab 2014 wird mit der Aufnahme eines weiteren Meningokokkenimpfstoffes (Meningokokken B) gerechnet. Das Land Sachsen empfiehlt bereits seit Dezember 2013 diese Impfung.

Fakt 9

Impfschutz nur von begrenzter Dauer

Impfungen schützen nicht ein Leben lang, sondern haben nur eine begrenzte Wirkungsdauer. Dies hat damit zu tun, dass eine Impfung nur die Infektion nachahmt und das Immunsystem nicht voll aktiviert wird (sonst würde man krank werden). Der Schutz, den man dementsprechend durch die Impfung aufbaut, ist viel geringer und muss deshalb immer wieder aufgefrischt werden.

Die Tetanus, Diphtherie oder Keuchhustenimpfung muss so alle 10 Jahre aufgefrischt werden, wenn Sie sich gegen FSME haben impfen lassen, müssen Sie gar alle 5 Jahre auffrischen lassen. Die Keuchhustenimpfung hat jedoch eine so kurze Wirkungsdauer, dass Grundimmunisierte bereits im zweiten Lebensjahr zu 52%, im dritten Lebensjahr sogar zu 76% erkranken.[1] Die Keuchhustenausbrüche in den letzten Jahren in den USA betrafen fast ausschliesslich geimpfte Kinder.

Bei Lebendimpfungen wie der Mumps-Masern-Röteln-Impfung ging man jahrelang davon aus, dass der Impfschutz ein Leben lang währt. Problem ist jedoch, dass die natürliche Auffrischung, wie sie vor Einführung der flächendeckenden Impfungen möglich war, praktisch nicht mehr existiert. So hat man früher durch Kontakt mit infizierten Personen immer wieder seinen eigenen Schutz aufgefrischt.

Heute verhält es sich jedoch völlig anders: man wird als Kind mit einem Jahr gegen Masern geimpft und hat dann jahrzehntelang keinen Kontakt mit einem Masernerkrankten. Mit der Folge, dass man Jahrzehnte später u.U. überhaupt nicht mehr geschützt ist, da die Immunität durch die fehlende Wildboosterung nicht mehr aufgefrischt wird.

Die Masernimpfung führt also zu einer starken Verminderung der zirkulierenden Wildviren, die vor der Zeit der Masernimpfung die Immunität durch unbemerkte Kontakte aufrechterhalten hat. Dadurch werden die Personen, die an Masern erkranken, immer älter. Ältere Erwachsene weisen oft keine genügende Immunität gegen Masern mehr auf. Levy von der John Hopkins Universität kommt zum Schluss, dass wenn im Jahre 2050 eine Masernepidemie auftreten sollte, über 25000 Todesfälle auftreten könnten. Es ist also durchaus zu überlegen, ob die Impfung in Zukunft nicht auf Risikogruppen beschränkt (wenn überhaupt) werden sollte, was das frühere ökologische Gleichgewicht zwischen Virus und Bevölkerung wiederherstellen könnte.[2,3]

Kein Nestschutz mehr

Beim Nestschutz handelt es sich um einen begrenzten natürlichen Schutz eines Neugeborenen und gestillten Säuglings vor Infektionskrankheiten, wenn die Mutter Antikörper auf das Kind übertragen hat.

Dieser Schutz wird bereits vor der Geburt aufgebaut, was man auch als Leihimmunität bezeichnet: Hatte die Mutter gegen bestimmte Krankheitserreger IgG-Antikörper gebildet, passieren einige dieser Immunglobuline in den letzten Wochen vor der Entbindung die Plazenta und werden auf das Kind übertragen. Dabei handelt es sich beispielsweise um Antikörper gegen das Masern-Virus. Reife Neugeborene haben daher gegen diese Erreger bei der Geburt einen gewissen Schutz, der sich jedoch über die kommenden Monate abbaut, da der Schutz vom Säugling nicht selbst aufgebaut wird. Dieser Nestschutz ist deshalb lebensnotwendig, da ein Neugeborenes noch nicht in der Lage ist, immunologisch wie ein Erwachsener zu reagieren. Dieses Manko wird dann durch die Leihantikörper der Mutter ausgeglichen.

Da die Immunantwort auf eine Impfung viel geringer ausfällt, als bei einer natürlichen Infektion, bildet die Mutter sehr viel weniger Antikörper und überträgt folglich auch weniger Antikörper auf ihr Kind. Das Kind von geimpften Eltern ist also viel gefährdeter, bestimmte Erkrankungen zu bekommen, als Kinder von Eltern, die die Krankheit noch selber durchgemacht haben.

Dies führte in den letzten Jahrzehnten dazu, dass viele Krankheiten nach Einführung von Massenimpfungen ins Säuglingsalter verschoben wurden. So treten heute Masern prozentual gesehen viel häufiger bei Säuglingen auf, als noch vor der Impfära. Mit der Folge, dass das Auftreten in diesem Lebensabschnitt zu weit mehr Komplikationen führen kann, als wenn Masern im Kindesalter durchgemacht werden.

In der Konsequenz ist man bereits dazu übergegangen, Schwangere gegen Keuchhusten (mit Aluminium) zu impfen, damit die gebildeten Antikörper während der Schwangerschaft dann als Nestschutz dem Neugeborenen zur Verfügung stehen, um die Gefahr zu mindern, dass der Säugling an Keuchhusten erkrankt (siehe Kapitel Impfungen während der Schwangerschaft).

Dieser Entwicklung wurde erst durch die breite Einführung von Impfungen der Weg geebnet. Die Folge ist, dass immer mehr Impfungen empfohlen werden, um die daraus resultierenden Probleme zu kompensieren.

Impfen und Immunsystem

Das Immunsystem des Menschen, so wie wir es heute verstehen, arbeitet auf zwei Wegen. Zum einen haben wir das sogenannte humorale Abwehrsystem, welches für die Bildung von Antikörpern zuständig ist und das sogenannte zelluläre Abwehrsystem, das mit Immunzellen arbeitet, die direkt gegen den „Eindringling" Bakterium oder Virus vorgehen. Im ersten Lebensjahr arbeitet das Abwehrsystem vor allem auf zellulärer Ebene[1]. Das humorale Abwehrsystem hat nur eine untergeordnete Rolle, da das Neugeborene ja normalerweise eine „Grundausstattung" mit Antikörpern von der Mutter (Nestschutz) bekommen hat. Dem zellulären Abwehrsystem geht es zunächst darum, zwischen „selbst" und „fremd" zu unterscheiden, also was gehört zum eigenen Organismus und muss toleriert werden und was ist fremd und muss angegriffen werden?

Was passiert durch die Impfung? Eine Impfung stimuliert primär das humorale Abwehrsystem (Bildung von Antikörpern) und zwar in erster Linie durch das enthaltene Aluminium. Aluminium als Hilfsstoff wird deswegen eingesetzt, um eine ausreichende Immunantwort zu gewährleisten und durch den Antikörperanstieg den Nachweis der "Effektivität" der Impfung zu erbringen (Serokonversion). Das Immunsystem eines 3 Monate alten Säuglings wird also angeregt, auf die humorale Abwehrschiene zu wechseln (sogenannter Th1/Th2 Switch), und beginnt Antikörper zu produzieren.[2] Diese unphysiologische Anregung der Antikörperbildung prädisponiert jedoch zur Entwicklung einer Allergie, bei der es zu einer Überproduktion von IgE-Antikörpern kommt, die mitverantwortlich sind für allergischen Reaktionen.[3]

Auch eine Infektion mit Masern-Impfviren führt zu einem Anstieg der Produktion von allergietypischen Immunglobulinen (IgE).[4]

Warum haben wir heute 40% Allergieraten bei Kindern? Warum haben 10% der Kinder Heuschnupfen? Warum leiden mehr als 5% aller Kinder an Asthma? Fragen, die das Robert Koch-Institut lapidar damit beantwortet, dass der Einfluss der Impfungen ja nicht belegt sei.[5]

Das Vermeiden frühen Fremdeiweißkontaktes als Maßnahme der Allergievorbeugung ist heute anerkannter Standard in der Kinderheilkunde. Dessen ungeachtet empfiehlt man allen Kindern eine 8-fach-Impfung (6-fach Impfung, Pneumokokken und Rotaviren, sämtlichst hochantigener Fremdeiweisse und toxischer Zusatzstoffe) im Alter von 9 Wochen mit jeweils unphysiologisch direktem Antigen-Blutkontakt durch die Verabreichung als Spritze. Es gibt eine Reihe von Studien, die den Zusammenhang zwischen Impfungen und allergischer Disposition nahelegen.[6] So ist die Allergierate bei anthroposophisch aufgewachsenen Kindern sehr viel geringer. Anthroposophische Kinder unterscheiden sich von nicht-anthroposophisch erzogenen Kindern unter anderem in der wesentlich niedrigeren MMR-Impfrate.[7] In einem Vergleich von ungeimpften und geimpften Kindern zeigen letztere, einer aktuelleren amerikanischen Untersuchung zufolge, eine deutlich höhere Rate an Asthma und allergischen Erkrankungen.[8] Zu diesem Ergebnis kommt auch die eigene Untersuchung von www.impfschaden.info und www.vaccineinjury.info mit über 19000 Kindern (siehe Kapitel Ungeimpfte und Geimpfte im Vergleich).

Auch in einer kleinen japanischen Studie wurde ein Zusammenhang mit atopischen Erkrankungen festgestellt. Nach der DTP-Impfung entwickelten 25% der Geimpften und nur 2,3% der Ungeimpften Asthma (10 von 39 vs.1 von 43), 18% der Geimpften und 2,3% der Ungeimpften entwickelten eine Neurodermitis (7 von 39 vs. 1 von 43).[9]

Immer wieder wird angeführt, dass Impfungen zu einer allgemeinen Infektanfälligkeit führen können. In einer Studie von Jaber konnte festgestellt werden, dass die Infekthäufigkeit bei Kindern nach Impfungen signifikant stark anstieg.[10] Nach Masernimpfung kommt es zu einer deutlichen Verminderung der Lymphozytenzahl[11] und -funktion[12] - diese Art von weißen Blutkörperchen ist unter anderem für die Abwehr von Virusinfekten verantwortlich. Die MMR-Impfung unterdrückt vorübergehend die Funktion der neutrophilen Leukozyten (für die Abwehr von bakteriellen Infekten zuständige weiße Blutkörperchen)[13] und macht dadurch den Organismus anfälliger für Infektionen.

Impfungen führen also zu einer Veränderung des Immunsystems mit der Gefahr der Ausbildung von allergischen Erkrankungen und chronischer Abwehrschwäche.

Fakt 12

Erregerverschiebung: Statt Masern jetzt RSV

Der Nestschutz bezieht sich nicht nur auf die Erkrankungen, die die Mutter durchgemacht hat, sondern wird in manchen Fällen auch auf andere Krankheiten ausgeweitet, obwohl die Mutter diese Krankheit nie selber durchgemacht hat.

So beobachtet man seit mehreren Jahren in Deutschland und anderen Ländern eine Zunahme von schweren Atemwegsinfektionen durch sogenannte RS-Viren (RSV=respiratory syncitial virus), vor allem bei Kindern unter 2 Jahren. Man vermutet nun einen Zusammenhang zwischen der Einführung der Masernimpfung (in Deutschland seit 1973), der ein Großteil der heutigen Mütter damals unterzogen wurde, und der jetzt gehäuft auftretenden Anfälligkeit ihrer Kinder für das RS-Virus. Die Annahme wird gestützt durch die Tatsache, dass sowohl das Masern-Virus als auch das RS-Virus zur selben Familie der Paramyxoviren gehören. Es scheint auch so zu sein, dass in Ländern mit geringen Masern-Impfraten die Anfälligkeit für schwere kindliche Atemwegsinfektionen, die eine Klinikeinweisung erforderlich machen, geringer ist. Eine ähnliche Entwicklung habe man auch in den USA, Großbritannien und Schweden beobachtet.[1]

Von den Erstinfektionen (am Ende des 2. Lebensjahres haben nahezu 100% der Kinder RSV Infektionen durchgemacht) verlaufen ca. 2% mit so ausgeprägten Symptomen, dass es zu einer Hospitalisation kommt.[2] Bei den hospitalisierten Fällen liegt die Todesrate bei etwa 1,7%.

Bei 5 % der erkrankten Kinder kommt es im Verlauf der Erkrankung zum Pseudokrupp.[3] Und eine Infektion mit RSV gilt bei Säuglingen als Risikofaktor für den plötzlichen Kindstod (SIDS).[4]

Mit anderen Worten haben wir heute in Deutschland alleine mit etwa 15000 Krankenhauseinweisungen von Kleinkindern und etwa 250 Todesfällen durch RSV Infektionen zu rechnen. Eine Tatsache, die sich durch die breite Einführung der Masernimpfung massiv verstärkt hat.

Aber die Impfindustrie ist bereits auf dieses Problem aufmerksam geworden und man entwickelt zurzeit einen Impfstoff gegen RSV Viren, der aller Voraussicht nach 2015 auf den Markt kommt. Einen kritischen Blick auf die Masernimpfung möchte man lieber nicht werfen.

Ein ähnliches Phänomen findet sich bei Haemophilus influenza. Die Impfung kann nur vor einem bestimmten Erregertyp schützen, nämlich dem HiB (Kapseltyp B). Fakt ist aber, dass es noch viele andere Haemophilus influenza Bakterien gibt, die durch die Impfung aber nicht abgedeckt werden. Bei Laboruntersuchungen bakteriologischer Isolate von Kindern unter 10 Jahren ließen sich nur ein Drittel bis die Hälfte dem (durch die Impfung einzig erfassten) Kapseltyp B zuordnen, d.h. die restlichen Fälle wären durch die Impfung nicht zu verhindern gewesen. Der Anteil der nicht durch HiB hervorgerufenen – und damit durch die Impfung nicht erfassten – schweren Haemophilus influenzae-Infektionen an deren Gesamtzahl stieg in Deutschland absolut und relativ seit Einführung der Impfung an. Eine Gruppe von Wissenschaftlern am Department of Medicine Georgia konnte feststellen, dass zwar die HiB Infektionen abnahmen, dafür aber HiF Infektionen (d.h. Haemophilus influenza serotype f) stark zunahm. 1989 waren nur 1% von Hif verursacht, 1994 waren es hingegen schon 17%. Auch waren zudem mehr Erwachsene betroffen als Kinder.[5]

Nach Einführen der Impfung für Kinder Anfang der 90er Jahre nahmen die HiB-Erkrankungen bei Erwachsenen ab; man erklärte sich dies mit den durch die Impfung als Infektionsquelle ausfallenden Kindern. Seit Ende der 90er Jahre kommt es jedoch bei gleichbleibender Impfaktivität zu einem Wiederanstieg der Erkrankungszahlen bei Erwachsenen mit HiB. Die Zahl erreichte im Jahre 2003 das Niveau wie vor Einführung der Impfung. In Reihenblutuntersuchungen konnte man zudem nachweisen, dass die Bevölkerungsimmunität gegenüber HiB – gemessen über Antikörperuntersuchungen – seit dieser Zeit kontinuierlich abnimmt. Ursache scheinen das Zurückdrängen des Erregers durch die Impfung und der damit nicht mehr vorhandene Kontakt der Bevölkerung mit HiB-Bakterien zu sein. Die Immunität der Erwachsenen gegenüber HiB hat sich also seit Einführung der Massenimpfung sehr verschlechtert und die Gefahr von Infektionen im Erwachsenenalter hat sich damit erhöht.[6]

Dieses Phänomen lässt sich auch auf andere Erkrankungen, gegen die geimpft wird, übertragen. Mc Vernon und die anderen Autoren der Studie folgern: „Impfprogramme im Kindesalter können unvorhergesehene Auswirkungen auf die Epidemiologie von Erkrankungen im Erwachsenenalter haben, daher müssen Überwachungsstrategien immer die Gesamtbevölkerung betrachten."[6]

So kam eine Untersuchung der Universität Utrecht zu dem Ergebnis, dass sich bei Kindern, die gegen Pneumokokken geimpft wurden, die Bakterienbesiedlung des Nasen-Rachenraums derart veränderte, dass plötzlich ein Vielzahl potenziell gefährlicher, pathogener Keime, wie Streptokokken, Staphylokokken und Meningokokken zu finden waren.[7] Das mikrobielle Gleichgewicht wird durch die Impfung also massiv gestört und ermöglicht anderen Krankheitserregern, sich auszubreiten.

Insgesamt bleiben also die Erkrankungen bestehen, es wechseln nur die Erreger. So haben zwar die Enzephalitis-Erkrankungen durch Masern in den letzten Jahrzehnten abgenommen, aber die Gesamtzahl der Enzephalitisfälle blieb unverändert, da diese nun von anderen Erregern verursacht werden (Varicella zoster, Chlamydia pneumoniae, HHV-6, Enteroviren).[8]

Betrachtet man Fälle von akuten schlaffen Lähmungen („Acute Flaccid Paralysis" = AFP), also Polio-ähnliche Lähmungserscheinungen, die durch andere Viren hervorgerufen werden und vergleicht sie mit den „echten" Poliofällen, so konnte man vor allen in den letzten Jahren einen rasanten Anstieg der AFP Fälle verzeichnen (siehe Graphik). 2011 kam es in Indien zu beinahe 50000 akuten schlaffen Lähmungen, die durch eine Impfkampagne gegen Polio ausgelöst wurden.[9] Also auch hier wieder das gleiche Bild. Polio ist verschwunden, aber der Rückgang wurde durch andere Erreger oder Erkrankungen kompensiert.

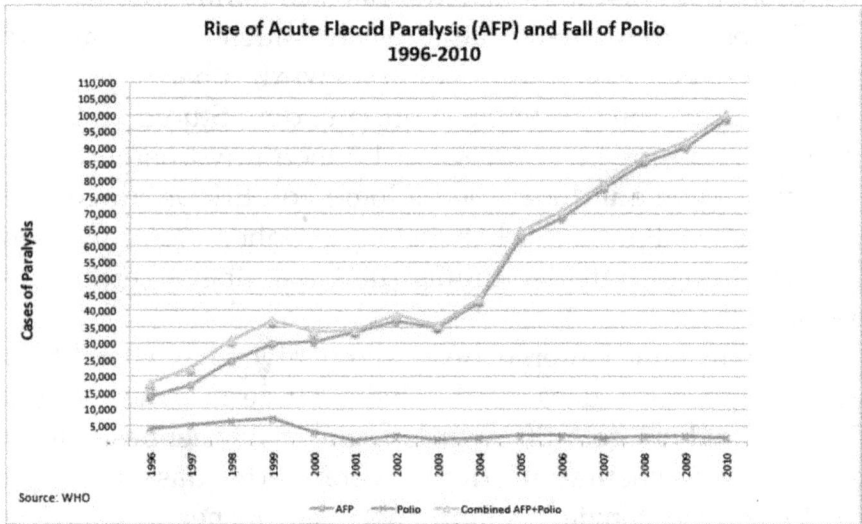

Rise of Acute Flaccid Paralysis (AFP) and Fall of Polio
1996-2010

http://www.vaccinationcouncil.org/2011/11/17/smoke-mirrors-and-the-disappearance-of-polio/

Fakt 13

Keine Impfung schützt 100%

Man muss sich bei jeder Impfung bewusst sein, dass die Impfung unter Umständen keinen Schutz gewährt. So versagen bei der Hepatitis B Impfung etwa 5-10% der Impfungen.[1] Auch bei der MMR Impfung erkannte man dieses Problem, weshalb man bereits 1989 von einer Impfung auf zwei Impfungen wechselte.[2]

Die Ursache des Nicht-Ansprechens der Impfung kann an einer zu frühen Impfung (bis zum Ende des ersten Lebensjahres und vielleicht auch noch etwas darüber hinaus können persistierende mütterliche Antikörper den Impferfolg verhindern), Immunsuppression durch Medikamente oder Infekte zum Zeitpunkt der Impfung oder an der Unterbrechung der Kühlkette beim Impfstofftransport liegen. Diese Faktoren wären vermeidbar. Der Hauptgrund ist aber in einer genetischen Disposition zu sehen, die dazu führt, dass die Geimpften nicht auf die Impfung reagieren. Manche Untersuchungen gehen hier von einer Rate von 10% aus.[3] D.h. in einem Geburtenjahrgang mit 700000 Kindern in Deutschland bauen 70000 keinen Schutz auf, diese werden dann primäre Impfversager genannt.

In einer eigenen Untersuchung zum Masernverlauf[4] mit 850 Teilnehmern, waren 10% der Teilnehmer mindestens einmal gegen Masern geimpft, 6% sogar mindestens zweimal.

Der Schutz selber wird anhand eines Surrogatparamenter gemessen, d.h. wenn der Geimpfte einen adäquaten Anstieg der Antikörper zeigt, geht man davon aus, dass die geimpfte Person geschützt ist.

Die Höhe dieses Antikörpertiters im Blut ist das

entscheidende Kriterium, mit der nicht nur die deutsche Zulassungsbehörde, das Paul-Ehrlich-Institut (PEI), die Wirksamkeit von Impfstoffen bewertet.

Die Höhe des Antikörpertiters lässt aber keinen Rückschluss auf den Schutz der Impfung zu. So schreibt Prof. Dr. med. Ulrich Heininger, selbst Mitglied der Ständigen Impfkommission (STIKO), in seinem Buch „Handbuch Kinderimpfung"[5]: „...durch eine Antikörperbestimmung ist keine zuverlässige Aussage über Vorhandensein oder Fehlen von Impfschutz möglich...".

Auch das Arzneitelegramm schreibt hierzu: "Auch durch Impfstoffe hervorgerufene Titeranstiege sind unzuverlässige Ersatzkriterien für die Wirksamkeit. Welchen Nutzen oder Schaden der Impfling zu erwarten hat, lässt sich aus solchen Befunden nicht ableiten. Die Zulassungsbehörden sind gefordert, ihre Anforderungen zu überprüfen."[6]

Der Schutz wird also nur indirekt über den Anstieg der Antikörper des Geimpften abgeleitet. Darüber hinaus gibt es keine Wirksamkeitsstudien. Man geht also nur von einem Schutz aus, wie hoch dieser genau ist, weiß niemand.

Wirksamkeit mancher Impfungen zweifelhaft

„Die Wirksamkeit von Impfungen steht außer Frage" - mit dieser Aussage wird man schon in der Schule konfrontiert und die meisten übernehmen dies, ohne genauer nachzuprüfen. Denn wir haben ja keine Pocken mehr, wir haben keine Kinderlähmung mehr (zumindest in unseren Breiten). Das sollte ja Beweis genug sein.

Aber wir haben auch keine Pest und kein Typhus mehr und Scharlach ist bei uns auch sehr zurückgegangen. Gegen diese Krankheiten wurde jedoch nie bzw. nicht im großem Umfang geimpft.

Hat der Rückgang denn vielleicht auch mit anderen Faktoren zu tun, als nur mit den Impfungen? Diese Frage kann man sehr gut am Beispiel Tetanus erläutern. Bei der Tetanusimpfung gibt es eine Reihe offener Fragen, die nicht geklärt sind und die die Wirksamkeit der Impfung ganz generell in Frage stellen.

1. In etwa 10% der Fälle tritt Tetanus bei intakter Haut auf, d.h. es gibt keine äußere Verletzungen, die dazu führen, dass Erreger in die Wunde eindringen.[1] Woher kommen also die Erreger? Angeblich können Sie nur über verdreckte Wunden eindringen.

2. In Deutschland gibt es hunderttausende ungeimpfter Personen. Wie kann es sein, dass wir nicht mehr Tetanusfälle haben, wenn nur die Tetanusimpfung vor der Erkrankung schützt?

3. Wie ist es möglich, dass mehrfach geimpfte Personen mit hohen Antikörper-Titern trotzdem an Tetanus erkranken können?[2]

4. Der Tetanusimpfstoff enthält kein Tetanustoxin mehr,

sondern ein mit Formaldehyd abgeschwächtes Tetanustoxin. Dieses nennt man Toxoid. Durch die chemische Reaktion mit Formaldehyd ist das Toxoid nicht mehr mit Tetanustoxin identisch. Die Frage ist hier, inwieweit es möglich ist, dass Antikörper, die gegen das Tetanustoxoid im Impfstoff gebildet werden, auch eine Immunität gegen echtes Tetanustoxin haben können, denn das Immunsystem ist normalerweise äußerst spezifisch für bestimmte Antigene. Das Toxoid alleine führt noch nicht zu einer Bildung von Antikörpern. Hierzu ist es notwendig, das Toxoid an Aluminiumhydroxid, einem so genannten Adjuvanz, zu binden. Die Schlussfolgerung wäre, dass der Körper nur eine Immunität gegen Toxoid und dem Adjuvanz aufbaut, und nicht gegen das Tetanustoxin.

5. Tetanusbakterien gehören zur normalen Darmflora von Menschen und Tieren.[3] Das Toxin des Bakteriums ist wasserlöslich und müsste demnach absorbiert werden.

6. Die französische Armee war im ersten Weltkrieg nicht gegen Tetanus geimpft, im zweiten Weltkrieg war die gesamte Armee geimpft. Die Tetanusrate war in beiden Kriegen in etwa gleich hoch.[4]

7. Nach einer durchgemachten Tetanuserkrankung erlangt man keine Immunität, die Hersteller jedoch behaupten, der Impfstoff würde eine Immunität bewirken.

Vor allem letzter Punkt in der Aufzählung lässt Zweifel an der Wirksamkeit aufkommen. Warum soll eine Impfung eine Immunität bewirken, die eigentliche Erkrankung aber nicht, wo man doch versucht, mit einer Impfung die natürlichen Abläufe nachzuahmen?

Die Frage, die sich jetzt stellt: Warum haben wir dann heute praktisch keine Tetanusfälle mehr bei uns? Der Grund ist ganz einfach. Die Wundversorgung hat sich in den letzten Jahrzehnten drastisch verbessert. Tetanus kann nur entstehen, wenn sich abgestorbenes, nekrotisches Gewebe in einer Wunde befindet (mit oder ohne Verunreinigung). Wunden werden heute lege artis versorgt, d.h. jedes abgestorbene Gewebe wird entfernt und erst dann wird die Wunde verschlossen. Die Anwesenheit von Tetanusbakterien alleine in einer Wunde, führt noch nicht zu Tetanus. Es gibt sogar eine Reihe von Untersuchungen, bei denen man Tetanussporen in saubere Wunden von Versuchstieren einbrachte, ohne dass sich Tetanus entwickelte. "Under normal conditions, no disease will occur if spores are introduced into a wound."[5]

Die Frage der generellen Wirksamkeit kann man bei vielen Impfungen stellen. Denn nur die Tatsache alleine, dass eine Krankheit bei uns nicht mehr existiert, kann nicht als Beweis für die Wirksamkeit einer Impfung herangezogen werden.

Fakt 15

Kontraindikationen

Aus schulmedizinischer Sicht sind Impfungen selten kontraindiziert. Im Folgenden finden Sie die Kontraindikationen, die das Robert-Koch-Institut als wichtig erachtet:

Kontraindikationen aus schulmedizinischer Sicht[1]:

·Kinder, Jugendliche und Erwachsene mit akuten behandlungsbedürftigen Erkrankungen sollten frühestens 2 Wochen nach Genesung geimpft werden (Ausnahme: postexpositionelle Impfung).

·Unerwünschte Arzneimittelwirkungen im zeitlichen Zusammenhang mit einer Impfung sind bis zur Klärung der Ursache eine Kontraindikation gegen eine nochmalige Impfung mit dem gleichen Impfstoff.

·Impfhindernisse können Allergien gegen Bestandteile des Impfstoffs sein. In Betracht kommen vor allem Neomycin und Streptomycin sowie in seltenen Fällen Hühnereiweiß. Personen, die nach oraler Aufnahme von Hühnereiweiß mit anaphylaktischen Symptomen reagieren, sollten nicht mit Impfstoffen, die Hühnereiweiß enthalten (Gelbfieber-, Influenza-Impfstoff), geimpft werden.

·Im Falle eines angeborenen oder erworbenen Immundefekts sollte vor der Impfung mit einem Lebendimpfstoff der den Immundefekt behandelnde Arzt konsultiert werden. Die serologische Kontrolle des Impferfolgs ist bei Patienten mit Immundefizienz angezeigt.

·Nicht dringend indizierte Impfungen sollten während der Schwangerschaft nicht durchgeführt werden, dies gilt vor allem für Impfungen mit Lebendimpfstoffen gegen Gelbfieber, Masern, Mumps, Röteln, Varizellen. Eine versehentlich in der Schwangerschaft durchgeführte Impfung mit Lebendimpfstoffen, auch gegen Röteln, ist jedoch keine Indikation für einen Schwangerschaftsabbruch.

Ebenso stellt das RKI eine Liste zur Verfügung, die Indikationen auflistet, die nicht als Kontraindikationen zu werten sind.

Keine Kontraindikationen aus schulmedizinischer Sicht:
·Banale Infekte, auch wenn sie mit subfebrilen Temperaturen (38,5°C) einhergehen
·Ein möglicher Kontakt des Impflings zu Personen mit ansteckenden Krankheiten
·Krampfanfälle in der Familie
·Fieberkrämpfe in der Anamnese des Impflings (Da fieberhafte Impfreaktionen einen Krampfanfall provozieren können, ist zu erwägen, Kindern mit Krampfneigung Antipyretika zu verabreichen: z. B. bei Totimpfstoffen zum Zeitpunkt der Impfung und jeweils 4 und 8 Stunden nach der Impfung sowie bei der MMR-Impfung zwischen dem 7. und 12. Tag im Falle einer Temperaturerhöhung.)
·Ekzem u.a. Dermatosen, lokalisierte Hautinfektionen
·Behandlung mit Antibiotika oder mit niedrigen Dosen von Kortikosteroiden oder lokal angewendeten steroidhaltigen Präparaten
· Schwangerschaft der Mutter des Impflings
·Angeborene oder erworbene Immundefekte bei Impfung mit Totimpfstoffen
·Neugeborenenikterus
·Frühgeburtlichkeit: Frühgeborene sollten unabhängig von ihrem Geburtsgewicht entsprechend dem empfohlenen Impfalter geimpft werden.

·Chronische Erkrankungen sowie nicht progrediente Erkrankungen des ZNS

·Indizierte Impfungen sollen auch bei Personen mit chronischen Erkrankungen durchgeführt werden, da diese Personen durch schwere Verläufe und Komplikationen impfpräventabler Krankheiten besonders gefährdet sind. Personen mit chronischen Erkrankungen sollen über den Nutzen der Impfung im Vergleich zum Risiko der Krankheit aufgeklärt werden. Es liegen keine gesicherten Erkenntnisse darüber vor, dass eventuell zeitgleich mit der Impfung auftretende Krankheitsschübe ursächlich durch eine Impfung bedingt sein können.

Ein paar Worte hierzu. Problematisch ist vor allem, dass Fieber nicht als Kontraindikation gewertet wird. Wie kann man beurteilen, ob ein Infekt nur "banal" ist und ob sich nicht aus dem "banalen" Infekt eine hochgradige Lungenentzündung entwickelt, in die man dann "hineinimpfen" würde? Auch bei chronischen Erkrankungen sieht man keine Gefährdung durch die Impfung, sondern man empfiehlt sie sogar explizit. Auffallend ist jedoch die Bemerkung, dass es für zeitgleich mit der Impfung auftretende Krankheitsschübe noch keine gesicherten Erkenntnisse gibt, ob diese von der Impfung verursacht werden. Mit anderen Worten, es treten oft Krankheitsschübe bei chronischen Erkrankungen nach Impfungen auf, aber dass dies ursächlich mit der Impfung zusammenhängt, möchte man ungern zugeben und verweist deshalb darauf, dass die Sachlage unklar ist.

Aus impfkritischer Sicht sollte man bei folgenden Punkten nicht impfen:

·Bei akuten Infekten, auch leichten wie Halsschmerzen, Schnupfen

·Bei Fieber

·In der Rekonvaleszenzphase nach Krankheiten

·Bei chronischen Erkrankungen bzw. Infekten

·Wenn auf eine Impfung schon mal sehr stark reagiert wurde

·Bei Frühgeburten, Mehrlingsgeburten (die Säuglinge sind in der Regel sehr schwach) und anderen Komplikationen bei der Geburt (z.B. Nabelschnur um den Hals, Sauerstoffmangel)

·Bei Eiweißunverträglichkeiten (vor allem Milchunverträglichkeit)

·Bei geistigen und körperlichen Behinderungen

·Bei allergischen Krankheiten

·Bei Anfallsleiden oder Krampfneigung (Epilepsie)

·Bei starker Erbbelastung durch die Familie, z.B. Diabetes, Epilepsie, Allergien

·Wenn das Kind unter 3 Jahre ist (es besteht die Gefahr einer Enzephalopathie (Hirnschaden)

·Wenn sich das Kind sprachlich noch nicht ausdrücken kann

·Impfungen während der Schwangerschaft

Die aufgezählten Indikationen stellen aus impfkritischer und naturheilkundlicher Sicht absolute Kontraindikationen dar, bei denen man nicht impfen sollte. Die bedeutet aber nicht, dass bei Nicht-Vorliegen dieser Indikationen Impfungen generell zu empfehlen sind.

Impfstudien

Das Placebo in Impfstudien

Für die Zulassung von Impfstoffen sind die Hersteller dazu verpflichtet, klinische Studien durchzuführen, um zum einen die Wirksamkeit zu belegen und zum anderen zu gewährleisten, dass der Impfstoff auch verträglich ist. Um eine neutrale Erfassung zu gewährleisten, werden idealerweise Doppelblindstudien durchgeführt, bei der eine Gruppe den neu zu testenden Impfstoff enthält und die andere Gruppe ein Placebo.

Die Placebos in Impfstudien sind aber keine neutralen Kochsalzlösungen, sondern man verwendet hier entweder einen anderen Impfstoff oder das Placebo enthält die gleichen Inhaltsstoffe außer den jeweiligen Antigenen (d.h. die Viren oder Bakterienbestandteile, gegen die Abwehrzellen gebildet werden sollen). Mit anderen Worten das Placebo enthält ebenso wie der Impfstoff auch Aluminium, Formaldehyd, Polysorbat 80 etc., also nur ein Scheinplacebo.

Warum werden Sie jetzt fragen? Normalerweise sollte ein Placebo doch neutral sein? Bei Verwendung von anderen Impfstoffen verweist man darauf, dass es ethisch nicht vertretbar sei, jemanden im Rahmen einer vergleichenden Studie bewusst nicht zu impfen. Das Heranziehen des Ethikargumentes bei einer Studie ist aber insofern problematisch, weil man ja die Wirkungsweise des Impfstoffes noch gar nicht kennt. Dieser soll ja getestet werden! D.h. ich kann allenfalls nach dem Abschluss der klinischen Studie die Ethikfrage diskutieren, wenn gezeigt wurde, dass der Impfstoff auch wirksam ist.

Die Verwendung dieser Placebos, ob Impfung oder Scheinplacebos stellt aber eines sicher, dass die

Placebogruppe in etwa das gleiche Nebenwirkungsprofil aufweist, wie die Verumgruppe (die Gruppe, die den zu testenden Impfstoff erhält) und man damit behaupten kann, der Impfstoff sei sicher, da die Nebenwirkungen in der Placebogruppe ebenso häufig waren! Ein genialer Trick, der beim Durchlesen der Studie oft nicht auffällt.

So heißt es in der Erklärung von Sanofi Pasteur zur Zulassung des neuen 6-fach Impfstoffes Hexyon: "Die Zulassung basiert auf klinischen Studien mit rund 5000 Kindern, in denen der neue Sechsfach-Impfstoff ebenso sicher und verträglich war wie der auf dem Markt erhältliche hexavalente Kontrollimpfstoff."[1]

Dass der auf dem Markt befindliche Sechsfach-Impfstoff relativ starke Nebenwirkungen hat, verschweigt man geflissentlich in der Verlautbarung, sondern man betont nur, er sei sicher und verträglich.

Beobachtungszeitraum in Impfstudien

Neben der Placebokritik gibt es einen weiteren Punkt, den man bedenken sollte. Klinische Studien werden in den meisten Fällen maximal 6 Wochen durchgeführt. So heißt es in der Fachinformation des Mumps-Masern-Röteln Impfstoffes Priorix®: Im Rahmen kontrollierter klinischer Studien wurden während eines 42-tägigen Nachbeobachtungszeitraums Anzeichen und Symptome aktiv überwacht. Darüber hinaus wurden die geimpften Personen gebeten, während der Studiendauer alle klinischen Ereignisse zu melden. Alle Erkrankungen, die nach dieser Zeit auftreten, werden nicht mehr in der klinischen Studie erfasst. Beim Impfstoff der Konkurrenz ist der Beobachtungszeitraum gar nur 28 Tage.

Viele Studien haben einen noch geringeren Beobachtungszeitraum, z.B. nur 3 Tage für Krämpfe und Enzephalopathie nach DPT-Impfung oder 3 Tage nach Influenzaimpfungen.[1] Die Fachinformation des 4-fach Impfstoffes Tetravac listet beispielsweise nur die Nebenwirkungen auf, die innerhalb von 72 Stunden nach Grundimmunisierung und Auffrischimpfung auftraten. Um den Impfstoff noch sicherer und nebenwirkungsfreier erscheinen zu lassen, hebt man hier sogar explizit hervor, dass in klinischen Studien bei 3974 Kleinkindern nach der Grundimmunisierung keine Nebenwirkungen wie Krampf, Kollaps oder schockähnlicher Zustand aufgetreten sind.[2]

Nebenwirkungen, die nach Abschluss der Beobachtungszeit auftreten, werden, sofern keine Nachbeobeachtungsstudie (post marketing surveillance) durchgeführt wird, nicht erfasst. Die Aussagekraft dieser Nachbeobachtungsstudien hängt jedoch stark von der

Mitarbeit der Studienteilnehmer und die der Studienleiter ab. Es handelt sich in der Regel um ein passives System, d.h. Nebenwirkungen werden nur erfasst, wenn sie von den Studienteilnehmern gemeldet werden und vom Studienleiter auch als relevante Nebenwirkung eingestuft werden. Nebenwirkungen, bei denen man keinen Zusammenhang mit der Impfung sieht (oder sehen will), fließen nicht ins Ergebnis ein.

Das Problem der zu kurzen Nachbeobachtungszeit ist, dass schwere Nebenwirkungen, die das Immunsystem betreffen, wie Autoimmunerkrankungen oft erst lange nach der Impfung symptomatisch werden und somit nicht erfasst werden. Ein Diabetes mellitus Typ 1, eine Autoimmunerkrankung, wird sich nicht innerhalb von ein paar Tagen nach der Impfung zeigen, da es eine geraume Zeit braucht, bis die Insulin produzierenden Zellen zerstört werden. So dauert es hier in der Regel mehrere Monate, bis die Krankheit manifest wird. Bis dahin ist die Studie längst abgeschlossen und die schwerwiegende Erkrankung wird nicht erfasst.

Fakt 18

Studiengröße

Ebenso ist die Studiengröße ein nicht zu unterschätzender Faktor. Die Teilnehmergröße ist in vielen Fällen viel zu gering, um damit seltene Nebenwirkungen zu erfassen. Selbst der Bundesverband der pharmazeutischen Industrie erklärt hierzu: „Im Rahmen der klinischen Prüfung neuer Arzneimittel werden in der Regel nur die häufigeren und meist leichteren Nebenwirkungen entdeckt: ...Selbst durch sehr große klinische Prüfungen, die vereinzelt bis zu 20.000 Patienten umfassen, werden keine Nebenwirkungen erfasst, die seltener als 1:3.000 auftreten.[1]

Da ist es doch verwunderlich, wenn die Behörden immer beteuern, die Impfstoffe seien sicher und in großen klinischen Studien ausreichend geprüft. So heißt es in einer Veröffentlichung im Deutschen Ärzteblatt zur Impfstoffsicherheit: „Die Unbedenklichkeit und die Sicherheit werden durch große klinische Studien vor der Zulassung ermittelt."[2] Betrachten wir die Studiengrößen beispielsweise der Masernimpfstoffe, dann gibt es keinen Impfstoff, bei dem mehr als 12000 Personen teilgenommen haben. Während Priorix noch etwa 10000 Studienteilnehmer aufweist, sind es bei M-M-RvaxPro® noch nicht einmal 3000 und bei dem Einzelimpfstoff „Masernimpfstoff Mérieux", nur 800.

Bei Influenza-Impfstoffen müssen für die jährlichen Aktualisierungen gar nur 50 Erwachsene im Alter von 18 bis 60 Jahren und 50 Personen im Alter von 61 Jahren und darüber teilnehmen.[3]

Ferner sind Nebenwirkungsdaten, die im Rahmen von klinischen Prüfungen, d.h. unter Idealbedingungen, gewonnen werden, für die alltägliche Praxis wenig repräsentativ. Zum anderen sorgen Ein- und

Ausschlusskriterien der Probanden für eine eingeschränkte Beurteilbarkeit.[4]

So kam es vor Jahren nach der ersten Einführung des Rotavirus Impfstoffes zu einem vermehrten Auftreten von sogenannten Invaginationen (lebensbedrohliche Darmeinstülpungen), die während der Zulassungsstudie nicht beobachtet wurden, aber dann bei der breiten Anwendung deutlich wurden. Der Impfstoff musste vom Markt genommen werden.

Fakt 19

Herstellerabhängige Studien

Die meisten Zulassungsstudien werden heute ausschließlich von den Herstellern selber oder mit wesentlicher Beteiligung derselben durchgeführt. Dabei stellt sich natürlich das Problem des Studiendesigns, das vom Hersteller so konzipiert werden kann, dass das gewünschte Ergebnis bereits vorher feststeht.

Zum anderen werden negative Studien nicht veröffentlicht und verschwinden in der Schublade des Herstellers. Die Hersteller können also nach wie vor darüber entscheiden, ob ihre Ergebnisse veröffentlicht werden oder nicht. Solange dieser Umstand besteht, sind solche Zulassungsstudien nur bedingt aussagekräftig, aber sie werden immer noch von den Behörden als Kriterium für die Zulassung eines neuen Impfstoffes herangezogen. Dr. Steffen Rabe meint hierzu: „Und selbst die veröffentlichten Studien zu mutmaßlichen unerwünschten Arzneiwirkungen von Impfstoffen werden – laut einer aktuellen Literaturübersicht – in 25% der Fälle so verschlagwortet, dass sie in gängigen medizinischen Datenbanken bei Abfragen zum Thema UAWs[1] schlicht nicht aufzufinden sind... ein Zufall?"[2]

Die Durchführung der Studien durch die Hersteller der Impfstoffe hat auch zur Konsequenz, dass Nebenwirkungen sehr subjektiv betrachtet werden. So hängt die Beurteilung von Nebenwirkungen ganz davon ab, ob der Studienleiter bzw. die Prüfärzte die Nebenwirkung auch als plausibel einstufen (wollen) und diese somit in die Studienergebnisse mit einfließen. Als prägnantes Beispiel dient hier die Studie für die Zulassung des Sechsfachimpfstoffes Hexavac, in der 247 schwerwiegende unerwünschte Ereignisse auftraten, aber nur 5 (!) davon als impfbezogen beurteilt wurden. Sogar Atemstillstände, die noch am selben Tag der Impfung auftauchten, wurden nicht als Impfnebenwirkung eingestuft. Ferner wurden nur Nebenwirkungen einbezogen, die sich innerhalb von 3 Tagen nach der Impfung ereigneten.[3] Damit wird bewusst eine Unbedenklichkeit der Impfstoffe suggeriert und die Geimpften werden vorsätzlich getäuscht.

Erforderlich wären Studien, die unabhängig von den Herstellern und mit wirklichen Placebos (Kochsalzlösungen) über einen Zeitraum von mindestens 12 Monaten durchgeführt werden. Eine Utopie, denn es würde dazu führen, dass kein Impfstoff mehr zugelassen werden würde.

Impfschäden

Underreporting

Underreporting beschreibt die Tatsache, dass ca. 95% aller Impfschäden nicht gemeldet werden und somit auch nicht erfasst sind. Dr. Klaus Hartmann, ehemaliger Mitarbeiter am PEI (Paul Ehrlich Institut - Erfassungsstelle für Impfnebenwirkungen) schreibt in seiner Dissertationsarbeit: "Der größte Nachteil der Spontanerfassung unerwünschter Arzneimittelwirkungen (UAW) besteht darin, dass Aussagen über die Häufigkeit (Inzidenz) von UAW nur sehr begrenzt möglich sind. Schätzungsweise nur 5% der tatsächlich stattfindenden Ereignisse werden gemeldet und erfasst, man spricht diesbezüglich von "Underreporting".[1] Auch andere Autoren schätzen, dass maximal 5% der schwerwiegenden Nebenwirkungen im Rahmen von Spontanerfassungssystemen gemeldet werden.[2] Dies bedeutet, dass maximal nur jeder 20. Impfschadensfall überhaupt erfasst wird und damit auch im Beipackzettel zu finden ist.

Eine objektive Beurteilung der Nebenwirkungen eines Impfstoffes ist demnach nicht möglich. Diese Tatsache scheint den Behörden aber entgegenzukommen, denn, obwohl das Problem seit Jahrzehnten bekannt ist, wurde bisher nichts unternommen, die Melderate der Ärzte anzuheben. Die einzige Maßnahme, die man erliess, war eine Bußgeldandrohung bis zu 25.000 Euro für eine Unterlassung einer Meldung. Bisher ist dieses Bußgeld aber noch nicht verhängt worden.

Die geringe Melderate hat damit zu tun, dass Ärzte Impfschäden in den meisten Fällen nicht als solche erkennen bzw. erkennen wollen. So sucht man bei den Patienten mit Impfreaktionen zunächst nach anderen Erklärungen und wenn man keine findet, dann wird der Patient nicht selten als psychisch instabil eingestuft.

Warum dies so ist, lässt sich nur erahnen. Zum einen hängt dies vermutlich damit zusammen, dass ein Impfschaden durch eine Impfung, die der Arzt vorher als unbedingt notwendig empfohlen hat und über deren Nebenwirkungen vielleicht nicht ausreichend aufgeklärt wurde, nicht gerne eingestanden wird und man deshalb nach allen möglichen anderen Erklärungen als die Impfung sucht. Ein Erklärungsansatz.

Zum anderen ist dieses Verhalten aber auch dadurch nachzuvollziehen, dass Ärzte über Impfschäden in ihrer Ausbildung nicht ausreichend aufgeklärt werden (dies soll nicht als Entschuldigung verstanden werden). Nimmt man ein gängiges, aktuelles Buch über Kinderheilkunde (Pädiatrie für Studium und Praxis 2013/2014) zur Hand (ein Buch übrigens, dass viele angehende Kinderärzte als grundlegendes Studienbuch für ihr Examen verwenden), so liest man im Kapitel über Nebenwirkungen von Impfungen nur folgendes:

·"Lokale Impfreaktionen: Rötung, Schwellung, Schmerzhaftigkeit möglich

·Allgemeine Impfreaktionen: kurzfristige geringe Temperaturerhöhung möglich

·MMRV-Impfung: Masernähnliche Symptome 7-12 Tage nach der Impfung mögl., Fieberkrämpfe (bei der Erstimpfung, daher MMRV erst für die Zweitimpfung empfohlen)

·Schwerwiegende Impfkomplikationen, wie z.B. anaphylaktische Reaktionen, Fieberkrampf oder Meningoenzephalitis sind heute sehr selten (früher häufiger bei Pocken-, oraler Polio- oder Tuberkuloseimpfung). Bei Verdacht auf eine über das übliche Maß einer Impfreaktion hinausgehende Schädigung besteht namentliche Meldepflicht an das Gesundheitsamt. Bei empfohlenen Impfungen gibt es

Entschädigungsanspruch nach dem Bundes-
versorgungsgesetz bei nachgewiesenem Impfschaden
·Häufig ist bei schweren Erkrankungen, die in einem
zeitlichen Zusammenhang mit einer Impfung auftreten,
es sehr schwer zu entscheiden, ob es sich tatsächlich um
eine Impfkomplikation handelt oder ob es ein zufälliger
zeitlicher Zusammenhang ist und die Impfung nicht
ursächlich für die Erkrankung (oder den Tod) ist.
·Nach Auswertung der aktuellen KIGGS Studie besteht
für Kinder mit Impfungen kein erhöhtes Allergierisiko
und kein erhöhtes Risiko für Infekte".[3]

Dies ist alles, was über Impfkomplikationen aufgeführt
wird. Es werden noch nicht einmal die gängigen
schwerwiegenden Impfkomplikationen, wie sie auch in
Beipackzetteln zu finden sind, aufgezählt. Als
schwerwiegende Nebenwirkungen findet man hier nur
akute Geschehen, aber nichts von chronischen
Erkrankungen. Es ist also nicht verwunderlich, wenn
impfgeschädigten Personen oder Eltern von
impfgeschädigten Kindern immer wieder von ärztlicher
Seite versichert wird, dies hätte mit der Impfung nichts zu
tun, dafür müsse es einen anderen Grund geben. Die
Beschwerden seien zwar nach der Impfung aufgetreten, aber
sicher nicht durch die Impfung!
   Nimmt man das Buch noch etwas genauer unter die
Lupe und sucht bei den besprochenen Krankheiten nach
Impfungen als Ursache, sucht man leider vergebens. Weder
bei ADHS, Autismus, Stottern, Verhaltensstörungen,
Entwicklungsstörungen, Epilepsie, infantiler Zerebralparese,
Neurodermitis, Asthma, Allergien, rheumatoider Arthritis,
Diabetes mellitus, Lupus (nur eine Auswahl von bekannten
Impfschäden und Impfnebenwirkungen) wird eine Impfung
als mögliche Ursache erwähnt. Einzig bei Fieberkrampf und
reaktiver Arthritis wird die Impfung als mögliche Ursache
angeführt.

Die Unbedenklichkeit eines Impfstoffes, wie sie von offizieller Seite immer propagiert wird, basiert also auf einer völlig unzureichenden Datengrundlage und ist damit nicht verlässlich.

Wahrscheinlichkeit eines Impfschadens

Es wird immer wieder die Frage gestellt, wie hoch die Wahrscheinlichkeit ist, eine schwere Impfreaktion bzw. einen Impfschaden zu erleiden.

Hepatitis
Sehen wir uns dazu als Beispiel den Beipackzettel eines Hepatitis A&B Impfstoffes an:

Twinrix (Hepatitis A&B)
Nebenwirkungen:
sehr häufig (≥10%): Mattigkeit;
häufig (1-10%): Kopfschmerzen, Unwohlsein, Übelkeit;
gelegentlich (0,1-1%): Fieber, Erbrechen;
sehr selten (<0,01% und Einzelfälle): grippeähnliche Symptome (wie Fieber, Schüttelfrost, Kopf-, Gelenk- und Muskelschmerzen), Synkopen, Hypotonie, Schwindel, Parästhesien, Appetitmangel, Durchfall, Bauchschmerzen, Leberfunktionsstörungen, Krampfanfälle, Thrombozytopenie, thrombozytopenische Purpura, Hautausschlag, Pruritus, Urtikaria und Lymphadenopathie. Sehr selten Fälle peripherer und/oder zentraler neurologischer Störungen einschließlich multipler Sklerose, Optikusneuritis, Myelitis, Bell-Lähmung, Polyneuritis (wie Guillain-Barré-Syndrom), Meningitis, Enzephalitis und Enzephalopathie, Erythema exsudativum multiforme und Vaskulitis.

Bei 10000 geimpften Personen bedeutet das:
Sehr häufig(≥10%):>1000 Personen
Häufig (1-10%): 100-1000 Personen
Gelegentlich (0,1-1%): 10-100 Personen

Selten (0,01-0,1%): 1-10 Personen
Sehr selten(<0,01% u. Einzelfälle): weniger als 1 Person

Sieht man sich obige Beispiele an, so kann man daraus entnehmen, dass die Wahrscheinlichkeit, einen schweren Impfschaden/Impfreaktion zu erleiden, anscheinend weniger als 0,01% ist. Dabei besteht jedoch ein enormes Problem. Die meisten Nebenwirkungen von Impfungen werden nicht als solche erkannt und finden damit nicht Eingang in die Beipackzettel. Man geht heute davon aus, dass nur etwa 5% der Fälle überhaupt gemeldet werden (siehe Kapitel Underreporting).

Geht man bei 10000 Geimpften von einem Underreporting von 95% (es werden nur 5% der Fälle gemeldet) aus, sieht unsere Rechnung wie folgt aus (berücksichtigt wurden nicht häufige und sehr häufige Nebenwirkungen):

Gelegentlich (0,1-1%): 10-100 Personen **x 20** =200-2000 Personen >> sehr häufig ($\geq$ 10%)
Selten (0,01-0,1%): 1-10 Personen **x 20** = 20-200 Personen >> häufig (1-10%)
sehr selten(<0,01% und Einzelfälle) weniger als 1 Person **x 20** = < 20 Personen >> gelegentlich (0,1-1%)

Schlussfolgerung: Sehr seltene Nebenwirkungen müssen also in die Kategorie gelegentlich eingestuft werden. D.h. die Wahrscheinlichkeit (bei Underreporting von 95%), eine schwere Nebenwirkung wie Multiple Sklerose, Optikusneuritis, Myelitis, Bell-Lähmung, Polyneuritis (wie Guillain-Barré-Syndrom), Meningitis, Enzephalitis und Enzephalopathie, Erythema exsudativum multiforme oder Vaskulitis nach einer Hepatitis A&B Impfung zu bekommen, liegt bei etwa 0,2 Prozent! (Bei einer höheren Dunkelziffer steigt das Risiko dementsprechend an, ebenso muss der Prozentsatz verdoppelt werden, da man ja mind. 2 Impfungen bekommt).

Die Daten der Hepatitis B Erkrankung sehen auf der anderen Seite wie folgt aus. Weniger als 1% (0.3-0.8%) der Bevölkerung in Deutschland sind HBs-Antigen-positiv, d.h. 250.000 bis 650.000 sind chronische Virusträger. Übertragen wird Hepatitis B durch sexuelle Kontakte oder parenteral über Blut. Gehäuft ist in Deutschland eine Trägerschaft bei intravenös Drogenabhängigen, Homosexuellen und Personen aus dem arabischen Raum und der Türkei zu finden. Das bedeutet, dass in Deutschland nur einer von 125 (bei 650000 Infizierten) das Virus in sich trägt.

Das Risiko einer Ansteckung durch eine Nadelstichverletzung mit bekannt Hepatitis-positivem Patienten liegt bei etwa 10–30%, das Risiko einer sexuellen Übertragung liegt noch darunter. Die Wahrscheinlichkeit liegt insgesamt bei weniger 0,04%, dass Sie sich mit Hepatitis B durch Geschlechtsverkehr mit einem Partner mit unbekannten Hepatitis B Status anstecken. Bei mehreren Geschlechtspartnern steigt da Risiko natürlich an, bei 10 Geschlechtspartnern liegt es bei etwa 0,4%.

Ist man infiziert, kommt es bei 5-10% der Infizierten zur Entwicklung einer chronischen Hepatitis, bei 1% kommt es zu einer fulminanten Verlaufsform mit einer Letalität von 0,5-1%.

Zurück zu unserer Wahrscheinlichkeitsrechnung bedeutet dies, dass die Wahrscheinlichkeit, eine chronische Hepatitis B durch den Geschlechtsverkehr mit einer Person (von der man nicht weiß, ob sie Hepatitis B Träger ist) zu bekommen, weniger als 0,004% (0,012% bei Nadelstichverletzung) beträgt, die Wahrscheinlichkeit für eine fulminante Hepatitis B liegt dementsprechend dann bei 0,0004% (0,0012% bei Nadelstichverletzung).

Die Wahrscheinlichkeit einen schweren Schaden durch die Krankheit bekommen, liegt also weit unter der Wahrscheinlichkeit, einen Impfschaden zu erleiden. Die Wahrscheinlichkeit für einen Impfschaden steigt zudem nochmals an, da die Impfung nicht nur einmal, sondern mehrmals verabreicht wird.

FSME

Schauen wir uns ein weiteres Beispiel an, die FSME Impfung. Nach Untersuchungen des Landes-gesundheitsamtes (LGA) beträgt in Baden-Württemberg, einem Gebiet mit einer hohen FSME Rate, die Durchseuchung der Zecken mit FSME-Viren zwischen 0,5 und 4%, andere Angaben[1] schwanken zwischen 1-2% Durchseuchungsrate in Hochrisikogebieten.

Rein statistisch gesehen, müssen Sie, wenn Sie in einem Hochrisikogebiet leben, also zwischen 50 und 100 Zecken-bisse haben, damit Sie eine Zecke mit dem FSME Virus "erwischen". Wenn Sie die Zecke schnell entfernen, ist die Wahrscheinlichkeit sehr gering, dass das Virus überhaupt übertragen wurde. Falls das Virus übertragen wurde, merken 70-90% (!) der Infizierten nichts, bei 10-30% der Infizierten treten grippeähnliche Symptome auf, und 10% von diesen mit grippeähnlichen Symptomen haben schlussendlich eine Beteiligung des ZNS (Zentrales Nervensystem). Anders ausgedrückt bedeutet dies: 1-3% der mit einer infizierten Zecke gebissenen Personen entwickeln eine FSME. Die Gefahr eines tödlichen Ausganges der FSME ist selten und liegt bei 1% der Fälle, bei 30% ist mit länger andauernden oder bleibenden neurologischen Defiziten zu rechnen (Paresen, Ataxien, Hörstörungen, Konzentrations- oder Gedächtnisstörungen).[1] Die Gefahr eines tödlichen Ausganges eines Zeckenstiches in einem Hochrisikogebiet mit 1% Durchseuchungsrate liegt bei etwa 1 : 1.000.000 oder 0,0001%. Die Gefahr eines bleibenden neurologischen Schadens liegt bei 0,003%. Wird die Zecke schnell entfernt, reduziert sich die Wahrscheinlichkeit nochmals deutlich.

Bei Kindern ist der Verlauf noch besser, hier kommt es nur bei 2% zu Langzeitschäden (Gesamtwahrscheinlichkeit 0,0002%) und es sind keine Todesfälle bekannt.[2]

Bei der FSME-Impfung werden sehr schwere Nebenwirkungen mit < 0.01% angegeben. Hier ist die Dunkelziffer von 95% nicht eingerechnet. D.h. mit schweren Nebenwirkungen muss man eher bei bis zu 0.2% der Geimpften rechnen. Hinzu kommt, dass die Impfung mind. dreimal verabreicht wird, was das Risiko für eine schwere Nebenwirkung zusätzlich ansteigen lässt. Ferner muss die Impfung alle 3-5 Jahre aufgefrischt werden.

Masern
Bei der Masernimpfung verhält es sich ähnlich. Der Beipackzettel der MMR Impfung Priorix listet folgende Nebenwirkungen auf:

Priorix®
Häufig(≥10%): Nervosität, Hautausschlag,
Gelegentlich (0,1-1%): ungewöhnliches Schreien, Fieberkrämpfe, Parotisschwellung, Durchfall, Erbrechen, Appetitlosigkeit, Schläfrigkeit, Schlaflosigkeit, Virusinfektionen, Otitis media, Pharyngitis, Infektionen der oberen Atemwege, Schnupfen, Bronchitis, Husten, Lymphadenopathie.
Sehr selten (<0,01% u. Einzelfälle): Arthralgie, Arthritis, allergische Reaktionen einschließlich anaphylaktische Reaktionen, Kawasaki-Syndrom, Meningitis, transverse Myelitis, Guillain-Barré-Syndrom, periphere Neuritis, Enzephalitis, Thrombozytopenie, Thrombozytopenia purpura, Erythema multiforme.

Bei einer Dunkelziffer von 95% müssen die sehr seltenen Nebenwirkungen auch hier in die Kategorie gelegentlich eingestuft werden, d.h. Nebenwirkungen wie Gelenkentzündungen, Meningitis und Enzephalitis, Guillain-Barré-Syndrom, periphere Nervenentzündungen und Blutungen durch Thrombozytenmangel treten mit einer Wahrscheinlichkeit mit bis zu 0.2% auf. Da zwei Impfungen gegeben werden müssen, verdoppelt sich das Risiko nochmals.

Die Wahrscheinlichkeit bei Masern, eine gefürchtete Masernenzephalitis als Komplikation zu bekommen, liegt offiziellen Angaben zufolge zwischen 0.1-0.01% (je nach Alter und Studie[3]), also viel seltener als durch eine Impfung.

Auch hier haben wir wieder das gleiche Bild. Die Wahrscheinlichkeit, einen schweren Impfschaden oder schwere Impfreaktion zu erleiden, liegt weit höher, als ein schwerer Verlauf der Krankheit selber.

Da man seit Jahrzehnten die enorme Dunkelziffer ignoriert (bewusst?), wird immer wieder betont, wie sicher die Impfungen sind und dass Nebenwirkungen bei Impfungen so selten sind, dass man sie eigentlich vernachlässigen kann. Ein Trugschluss, wie wir gesehen haben.

Nebenwirkungen durch Impfungen treten oft spät auf

Nebenwirkungen, die durch Impfungen verursacht werden, können als Akutreaktion oft innerhalb weniger Stunden oder Tage auftreten. Hier ist der Zusammenhang mit der Impfung ersichtlich, wenngleich die Reaktionen oft auf andere Ursachen geschoben werden. Treten Reaktionen aber erst Wochen oder gar viele Monate nach einer Impfung auf, wird man den Zusammenhang in vielen Fällen nicht mehr herstellen. Fakt ist aber, dass Veränderungen des Immunsystems erst nach langer Zeit zu körperlichen Beschwerden führen. Bei einem Diabetes mellitus beispielsweise, müssen durch die Autoimmunreaktion zunächst alle Inselzellen zerstört werden, die das Insulin produzieren. Sind genügend Restzellen vorhanden, kommt es in vielen Fällen noch nicht zu Symptomen. Auch Allergien entwickeln sich gewöhnlich erst Monate nach der Impfung. Ebenso verhält es sich mit Entwicklungsstörungen bei Kleinkindern. Zum Zeitpunkt der Impfung im 2., 4. oder 6. Lebensmonat sind solche Nebenwirkungen nicht erkennbar. Diese werden meist erst Jahre später im Kindergarten ersichtlich. Diese Zeitverzögerung führt dazu, dass Impfschäden oft nicht als solche erkannt werden. Man muss davon ausgehen, dass es Hunderttausende von Impfschäden gibt, die nie als solche diagnostiziert wurden.

Ferner sind Impfschäden oft schwer einordbar, vor allem bei neurologischen Symptomen. Beispielweise ähneln die Beschwerden einer MS (Multiple Sklerose), aber die MS lässt sich durch keine Untersuchung bestätigen. Alle Untersuchungen zeigen ein negatives Ergebnis. Häufig hat dies zur Konsequenz, dass der Patient nicht mehr ernst genommen wird und die berichtete Symptomatik als

Einbildung des Patienten postuliert wird. Mir sind viele Patienten bekannt, die wegen eines Impfschadens in die Psychiatrie eingewiesen wurden.

Autoimmunerkrankungen auf dem Vormarsch

Autoimmunerkrankungen betreffen heute etwa 5-7% der Menschen in den Industrieländern, wohingegen Länder in der dritten Welt weit weniger betroffen sind. Je zivilisierter das Land, desto höher ist das Vorkommen. Die Häufigkeit der Autoimmunerkrankungen, wie z.B. Multiple Sklerose und Diabetes Typ 1 sind auf dem Vormarsch.

Laut Wikipedia ist trotz intensiver Forschung die genaue Ursache von Autoimmunerkrankungen weiterhin unklar. Anerkannte Hypothesen gehen davon aus, dass Autoimmunkrankheiten durch angeborene „Empfänglichkeit" (genetische Disposition) in Kombination mit äußeren Einflüssen erworben werden. Gibt es im Körper des Betroffenen solche genetisch bedingte Faktoren und kommen darüber hinaus ungünstige Umweltfaktoren wie starker Stress, Infektionen, Schwangerschaft hinzu, kann es zum Ausbruch von Autoimmunerkrankungen kommen. Eine andere These ist die Hygiene-Hypothese, die sich mit den Wechselwirkungen zwischen Bakterien und unserem Immunsystem beschäftigt. Durch zu wenig Auseinandersetzung mit Bakterien in der Umwelt, könnte die Entstehung von Immunerkrankungen gefördert werden. Eine weitere Facette dieser These beschäftigt sich mit der Zusammensetzung der Darmbakterien und deren Auswirkung auf das Immunsystem.[1]

Impfungen als Ursache werden nicht genannt, obwohl bekannt ist, dass Impfungen Autoimmunerkrankungen auslösen oder verstärken können.[2] Selbst Beipackzettel führen Autoimmunerkrankungen als Nebenwirkungen an.

So schreibt das Institute of Medicine, dass es biologisch plausibel ist, dass die Injektion eines inaktivierten Virus, eines Bakteriums oder eines lebenden abgeschwächten Virus in einem empfindlichen Empfänger eine Autoimmunantwort durch Deregulation der Immunantwort, durch unspezifische Aktivierung der T-Zellen, die gegen Myelinproteine gerichtet sind oder durch Autoimmunreaktionen aufgrund sequentieller Ähnlichkeit der Impfstoffproteine mit Myelinproteinen auslösen kann.[3] Mit anderen Worten: Eiweiße des Impfstoffes können durch ihre Ähnlichkeit mit körpereigenen Eiweißen, z.B. der Nervenumhüllungen, eine Autoimmunreaktion gegen die körpereigenen Strukturen hervorrufen.

In den letzten Jahrzehnten wird eine deutliche Zunahme von Diabetes mellitus Typ I, Morbus Crohn (10-fache Inzidenzzunahme von 1950 - 1990), Multipler Sklerose und rheumatischen Erkrankungen registriert. Auch schon im Kindesalter. Autoimmunerkrankungen häufen sich auffällig in industrialisierten und medizinisch hoch entwickelten Ländern. Mindestens einer von zwanzig Menschen in Europa oder Nordamerika erwirbt im Laufe seines Lebens eine solche Erkrankung. Eine Zunahme von Diabetes-Neuerkrankungen wurde bei amerikanischen und finnischen Kindern nach Einführung der Impfungen gegen Hepatitis B, Hib, Keuchhusten und MMR registriert. In Deutschland stieg die Diabetes-Inzidenz bei bis zu 4-jährigen Kindern seit 1996 um mehr 50%.[4,5] Durchschnittlich rechnet man mit einer Zunahme von 3,5% jährlich in Europa.[6]

Zwar können nicht nur Impfungen, sondern auch natürliche Infektionen zu Autoimmunreaktionen führen, aber eine natürliche Infektion unterscheidet sich in wesentlichen Punkten von einer Impfinfektion. Impfungen enthalten toxische Hilfsstoffe und der Infektionsweg ist ein anderer, da die Impfung direkt in den Körper gespritzt wird und nicht den "Umweg" über die Schleimhäute nimmt. Eine Untersuchung aus dem Jahr 2004 über Coxsackie-Viren zeigt, welch gravierende Auswirkungen dieser scheinbar kleine Unterschied haben kann. Diese im Normalfall relativ harmlosen Erkältungserreger können, wenn sie statt auf dem natürlichen Wege über die Atemwegsschleimhäute künstlich über eine Injektion verabreicht werden, Symptome hervorrufen, die denen der Kinderlähmung gleichen: es kommt zu der gleichen Art von Lähmungen, die normalerweise nur durch das Poliovirus ausgelöst werden. Es scheint für das Immunsystem also eine große Rolle zu spielen, ob es mit Krankheitserregern auf dem natürlichen oder auf einem künstlich herbeigeführten Wege konfrontiert wird.[7]

Eine eigene Untersuchung (Online Umfrage auf www.vaccineinjury.info und www.impfschaden.info) mit mehr als 19000 Teilnehmern kam zu dem Ergebnis, dass die Häufigkeit von Autoimmunerkrankungen bei Ungeimpften nur zwischen 0,14 - 0,4% liegt, bei der Gruppe der Geimpften ergab sich eine Häufigkeit von über 7%.[8,9]

Fakt 24

Schrilles Schreien

Schrilles Schreien nach Impfungen, auch Cri encéphalique genannt, bezeichnet stundenlanges unmotiviertes schrilles Schreien, welches innerhalb von Stunden oder Tagen nach einer Impfung bei Säuglingen auftreten kann. Das Schreien kann über mehrere Wochen (!) anhalten, klingt aber in aller Regel innerhalb weniger Tage wieder ab. Beim Cri encéphalique handelt es sich um eine akute, entzündliche Hirnreaktion (tritt auch bei Meningitis auf), die in Folge oft zu einer Entwicklungsstörung führt. Aufgrund des jungen Alters sind diese Entwicklungsstörungen (ADHS, Autismus, Lernstörungen, retardierte Entwicklung, Sprachverzögerung, Intelligenzdefekte, Epilepsie) nicht sofort erkennbar und werden erst Monate oder Jahre später offensichtlich. An einen Zusammenhang mit der Impfung denkt nach dieser Zeit leider niemand mehr und man diskutiert jahrelang über die möglichen Ursachen der Erkrankung.

Schrilles Schreien ist eine sehr häufige Nebenwirkung bei Impfungen, vor allem im ersten Lebensjahr. Beim neu zugelassenen 6-fach Impfstoff Hexyon (praktisch der gleiche Impfstoff wie der zurückgezogene 6-fach Impfstoff Hexavac) wird ungewöhnliches Schreien (anhaltendes Schreien) mit einer Häufigkeit von 1-10% (!) angegeben. Auf diese Nebenwirkung wird aber nicht näher eingegangen, da sie ja meist nach wenigen Tagen wieder von alleine verschwindet und unmittelbare Störungen oft noch nicht erkennbar sind.

Wie vernachlässigt dieses Symptom wird, zeigt sich auch in der Codierung. Im internationalen ICD Code (Internationale statistische Klassifikation der Krankheiten und verwandter Gesundheitsprobleme (ICD, englisch: International Statistical Classification of Diseases and Related Health Problems)) wird es nur als unspezifisches Allgemeinsymptom (R68.1) abgehandelt.

Folgende Impfstoffe listen ungewöhnliches Schreien als Nebenwirkung im Beipackzettel auf:

Bexsero®
Hexyon®
Priorix®
Priorix tetra®
Pentavac®
Infanrix®-IPV + Hib
Infanrix® hexa
Infanrix®
Boostrix® Polio
Neis-Vac C
Menjugate®
IPV Mérieux
Rotarix®

D.h. alle Standardimpfstoffe für Kinder (5-6-fach Impfstoffe, MMR und MMRV Impfung und Rotaviren-Impfung außer Pneumokokken-Impfung) listen schrilles Schreien als potentielle Nebenwirkung auf.

Impfschaden – was dann?

Wenn Sie oder Ihr Kind einen Impfschaden durch eine offiziell empfohlene Impfung erleiden, dann haben Sie nicht nur mit den Auswirkungen desselben zu kämpfen, sondern Sie müssen sich auf einen viele Jahre andauernden, meist nervenaufreibenden Gerichtsprozess einlassen, damit dieser Impfschaden von einem Gericht (Sozialgericht) anerkannt wird. Die meisten Impfschadensprozesse dauern dementsprechend fast 10 Jahre oder gar mehr, bis den Geschädigten ihr Recht (wenn überhaupt) zugesprochen wird. Eine Chance auf Anerkennung haben Sie zudem nur, wenn der Impfschaden innerhalb eines gewissen Zeitrahmens nach der Impfung auftrat (meist nur wenige Tage). Impfschäden, die erst viele Wochen oder Monate nach Impfungen auftreten, wie z.B. Autoimmunerkrankungen, werden nicht anerkannt. Ferner muss der Zusammenhang mit der Impfung aus schulmedizinischer Sicht plausibel sein[1]. Wenn Sie eine seltene Nebenwirkung haben, die bisher nach einer Impfung noch nicht aufgetreten ist, haben Sie praktisch keine Chance auf einen positiven Ausgang.

Von 1990 bis 1999 wurden in Deutschland nur 389 von 2543 Anträgen als Impfschaden anerkannt[2], d.h. nicht einmal 20% der Anträge haben eine Chance auf Anerkennung.

Das Problem bei Impfschadensprozessen sind oft die Gutachter, die tendenziell pro Impfung begutachten und damit dem Kläger keine Chancen lassen. Neutrale Gutachter gibt es leider nicht sehr viele und damit sinkt die Wahrscheinlichkeit auf eine Anerkennung erheblich. Laut dem Schutzverband für Impfgeschädigte e.V. wird die Anerkennung eines Impfschadens durch diverse

Hemmnisse in den letzten Jahrzehnten laufend erschwert.[3]

Wenn der Impfschaden durch eine Verfehlung des Arztes begründbar ist, besteht die Möglichkeit einer Schadensersatzklage gegen den impfenden Arzt. Der Arzt ist verpflichtet, Sie über etwaige Risiken der Impfung vollständig aufzuklären. Die heute oft übliche Aufklärung, es können eine Schwellung, Schmerzen und vielleicht Fieber auftreten, reicht keinesfalls aus. Auch seltene Nebenwirkungen müssen hier erörtert werden. Aber hier müssten Sie nachweisen, dass der Arzt Sie nicht über etwaige Risiken aufgeklärt hat, was in vielen Fällen unmöglich ist.

Nicht nur die Anerkennung eines Impfschadens ist äußerst langwierig und schwierig, sondern auch die Behandlung von Impfschäden ist kein leichtes Unterfangen. Ich behandle in meiner homöopathischen Praxis seit über 15 Jahren Impfschäden in unterschiedlichen Ausprägungsgraden und muss leider feststellen, dass bestimmte Impfschäden nur sehr, sehr schwierig therapierbar sind. Vor allem neurologische (die Nerven betreffende) Schäden sprechen nicht immer auf eine Behandlung an. Funktionelle Störungen haben weit bessere Aussichten auf einen Behandlungserfolg. Wenn die Schädigung bereits soweit fortgeschritten ist, dass strukturelle Veränderungen im Körper stattgefunden haben, kann eine Behandlung oft nicht mehr greifen. Die Behandlung dauert in manchen Fällen Jahre, da oft nur kleine Fortschritte zu verzeichnen sind.

Neben einer homöopathischen Therapie ist in manchen Fällen die Ausleitung von Aluminium mit Hilfe von DMSA bzw. DMPS anzuraten. Diese beiden Stoffe sind in der Lage, das Metall im Körper zu binden und über die Nieren bzw. den Stuhl auszuscheiden. DMSA und DMPS sind nicht ohne Nebenwirkungen und sollten nur unter ärztlicher Begleitung verabreicht werden.

Andere Aspekte

Fakt 26

Kinderkrankheiten haben einen positiven Effekt

Das immer wieder vorgebrachte Argument, Kinderkrankheiten sind wichtig für die Entwicklung lässt sich trotz Kritik nicht beiseite wischen. In der bereits erwähnten Umfrage zum Masernverlauf konnten 40% der Masernerkrankten bestätigen, dass sie durch die Masernerkrankung einen Entwicklungsschub erlebt hätten (www.impfschaden.info). Dieser Entwicklungsschub zeigte sich im körperlichen, geistigen und psychischen Bereich. Die Kinder fangen beispielsweise zu sprechen an oder die Grammatik verbessert sich, die Feinmotorik wird ausgeprägter und das Aussehen der Kinder ist oft reifer nach dem Durchmachen der Krankheit.

Auch auf Krankheiten im späteren Lebensalter haben durchgemachte Masern einen Einfluss. Erwachsene, die als Kinder Masern erlebten, haben ein vermindertes Risiko, an Multipler Sklerose zu erkranken.[1] Auch das Risiko für allergische Erkrankungen ist bei Kindern doppelt so hoch, die nur gegen Masern geimpft sind, als bei denjenigen, die sie durchgemacht haben.[2]

Masern zeigen einen positiven Einfluss auf den Verlauf des nephrotischen Syndroms, einer Nierenerkrankung. Dies führte sogar dazu, dass man Kinder mit nephrotischem Syndrom früher bewusst mit Masern infizierte.[3] Dieses Phänomen ist bereits seit über 60 Jahren bekannt.[4]

Auch bei Epilepsie konnte man einen Zusammenhang nachweisen. Hier waren nicht nur Infektionen von Masern relevant, sondern die Verbesserung der Krankheit konnte auch nach Infektionen mit Rotavirus, Mumps oder 3-Tage-Fieber gezeigt werden.[5]

Masern haben auch einen positiven Einfluss auf

Hauterkrankungen wie Neurodermitis. Kinder mit Neurodermitis sind oft nach dem Durchmachen der Masern-Erkrankung von ihrer Neurodermitis geheilt.[6]

Lymphdrüsenkrebs (Hodgkin und Non-Hodgkin) kann sich ebenfalls nach einer Maserninfektion zurückbilden.[7,8,9] Diese Fähigkeit des Masernvirus macht man sich jetzt wieder in der Krebstherapie zunutze, indem man am Nationalen Zentrum für Tumorerkrankungen in Heidelberg Patienten künstlich mit Masernviren infizieren möchte.[10]

Frauen, die als Kind Mumps hatten, haben ein signifikant geringeres Risiko, später an Eierstockkrebs zu erkranken.[11] Hierbei handelt es sich zwar um eine 50 Jahre alte Studie, die aber nichts an ihrer Aussagekraft eingebüßt hat.

Fieberhafte Infekte im ersten Lebensjahr gehen mit einer deutlich verminderten Allergiegefährdung im Grundschulalter einher.[12] Virale Infekte der oberen Luftwege in den ersten zwei Lebensjahren vermindern signifikant das Risiko, im späteren Leben an allergischen Atemwegserkrankungen, wie Asthma bronchiale zu erkranken.[13] Auch das Durchleben von Scharlach senkt einer mexikanischen Studie zufolge das Risiko, an Asthma zu erkranken.[14] Ebenso könnte diesen Infekten ein Schutzeffekt vor bösartigen Erkrankungen zukommen: das Risiko an der im Kindesalter häufigsten Leukämieform (ALL) zu erkranken, war umso geringer, je mehr dieser Infekte die Kinder in den ersten Lebensjahren durchgemacht hatten.[15]

Die Vermeidung von akuten Erkrankungen im Kindesalter trägt also zum Entstehen von chronischen Erkrankungen im späteren Lebensalter bei.

Fakt 27

Rückgang der Todesrate bereits vor den Impfungen

Bei der Entscheidung für oder gegen eine Impfung sollte man sich immer auch die Zahlen vor Augen führen, welchen Einfluss Impfungen auf die Todesfallrate der einzelnen Erkrankungen hatte. Betrachten wir beispielsweise die Mortalitätsrate (Todesfallrate) von Masern in den USA von 1900-1987, so kann man deutlich sehen, dass die Masernimpfung erst eingeführt wurde, als die Todesfallrate bereits um über 99 % zurückgegangen war.

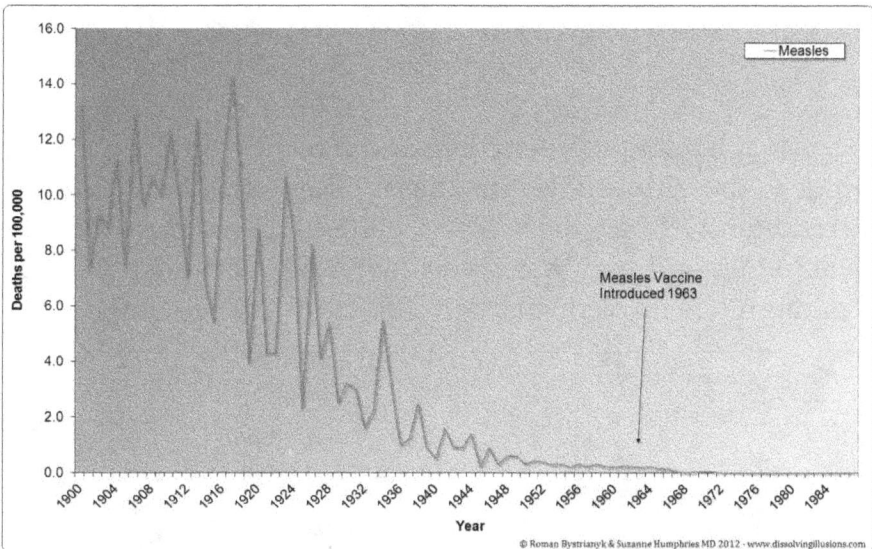

D.h. Impfungen hatten keinen Einfluss auf den Verlauf der Erkrankung, sondern es waren vielmehr andere Faktoren (bessere medizinische Versorgung, Hygiene), die zu einem Rückgang der Todesfälle führte.

Ebenso verhält es sich bei Keuchhusten. Die Graphik zeigt die Mortalitätsrate bei Keuchhusten in England und Wales in den Jahren 1838 bis 1978. Bei der Einführung der

Impfung in den 50er Jahren waren die Todesfälle durch Keuchhusten schon so gesunken, dass die Impfung nur einen marginalen Effekt hatte.

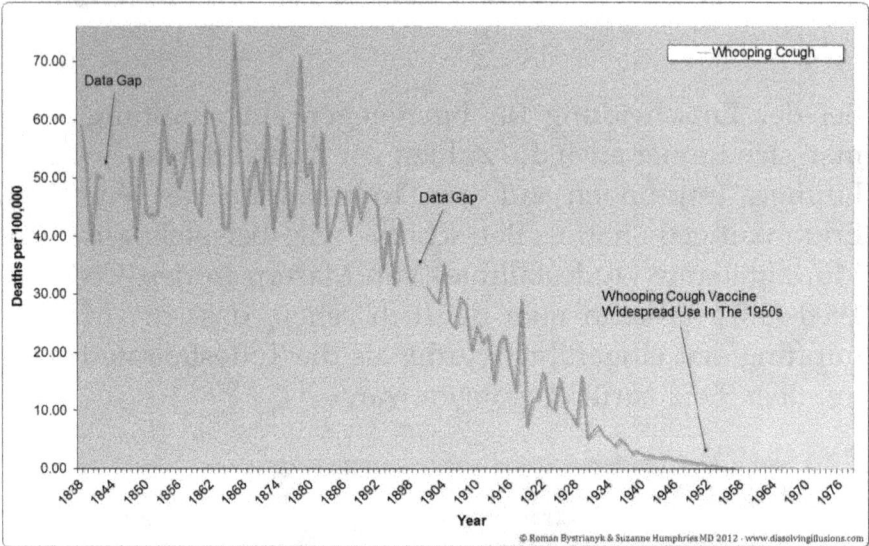

Auch bei Krankheiten, gegen die nicht geimpft wurden, gingen die Todesfälle in dieser Zeit drastisch zurück. Betrachten wir beispielsweise die Sterblichkeit durch Scharlach in England und Wales von 1838-1978, also dem gleichen Zeitraum wie im Vergleich mit Keuchhusten, sehen wir fast

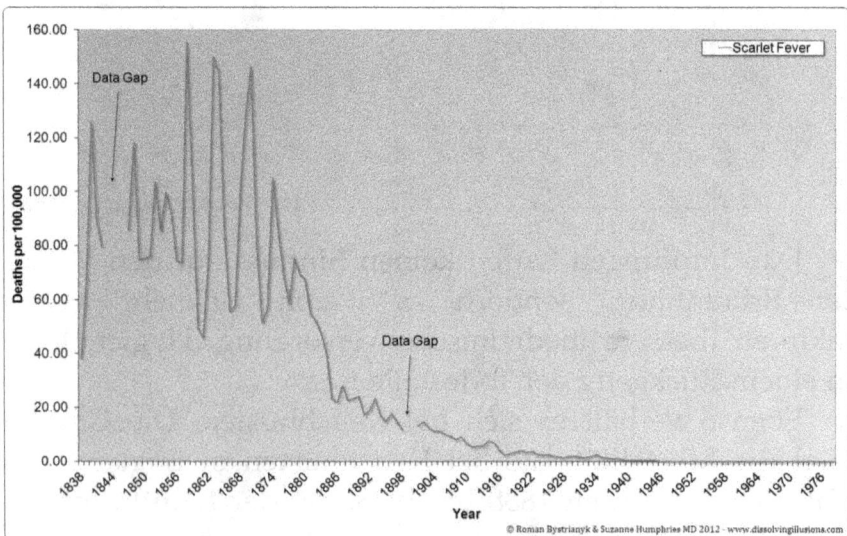

den gleichen Kurvenverlauf, obwohl es gegen Scharlach nie einen Impfstoff gab.

Gerne wird auch immer die Pockenimpfung als die Impfung propagiert, die doch die Pocken ausgerottet haben soll. Betrachtet man alles einmal näher, dann muss man jedoch feststellen, dass die Impfung keinen Einfluss auf die Pockensterblichkeit ausübte. In der folgenden Graphik sehen Sie die Todesfälle durch Pocken in der Stadt Boston. Obwohl 1855 ein striktes Pockenimpfgesetz erlassen wurde, kam es in den folgenden Jahren zu massiven Ausbrüchen und Todesfällen.

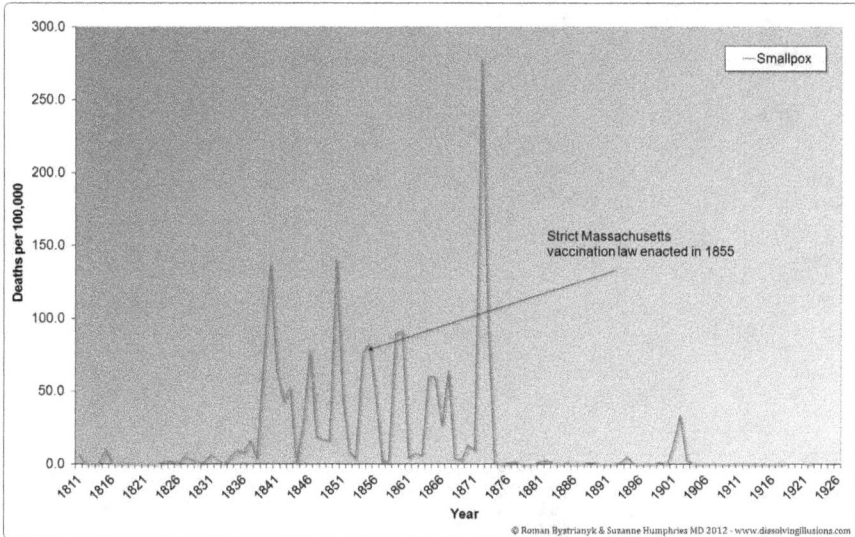

Besonders eindrucksvoll ist nächste Graphik, die die Todesfallrate der Pocken in England und Wales der Impfquote gegenüberstellt. Während die Impfquote von 80% auf unter 40% zurückging, ging auch die Todesrate zurück. Je weniger Impfungen, desto geringer die Mortalitätsrate. Der Anstieg der Impfquote in den Jahren ab 1898 ist auch von einem Anstieg der Todesfallrate begleitet. Diese Verläufe sind also ein Hinweis darauf, wie unwirksam die Pockenimpfung eigentlich war und dass der Rückgang der Krankheiten im Wesentlichen auf andere Faktoren als die Impfungen (hygienische Verbesserungen, wie Absonderung der Kranken) zurückgeführt werden musste. Bei der Pockenimpfung muss man sogar betonen, dass die Impfungen es waren, die die großen Ausbrüche im 19. Jahrhundert gefördert, und nicht zu ihrem Verschwinden beigetragen haben. Offiziell werden Sie dies nicht zu hören bekommen, sondern es wird Ihnen immer wieder gebetsmühlenartig vorgetragen, wie wirksam die Pockenimpfung war, denn seit 1977 ist die Welt ja bekanntlich pockenfrei.

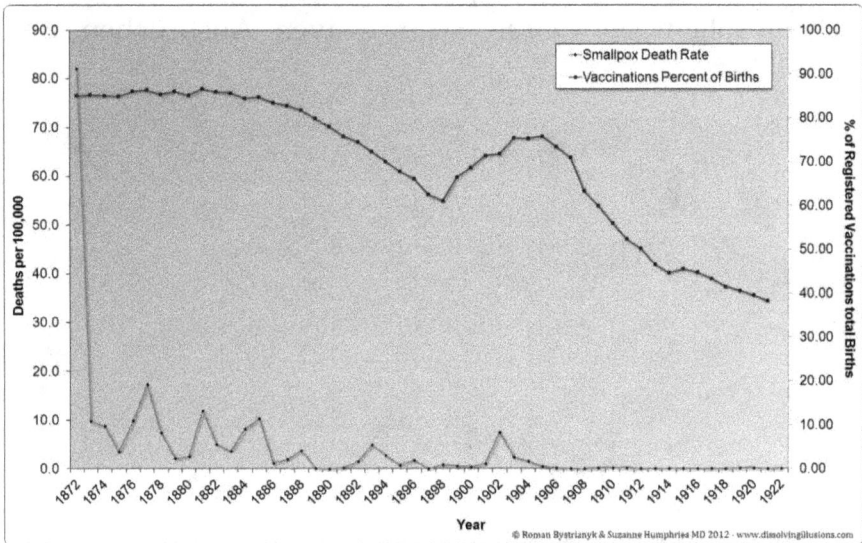

Man sollte sich auch fragen, warum beispielsweise in Deutschland keine Epidemien von Kinderlähmung oder Diphtherie auftreten, denn bei beiden Krankheiten ist die geforderte 90-95% Durchimpfungsrate bzw. Immunitätsrate zur Ausrottung einer übertragbaren Erkrankung bei weitem nicht erreicht (bei Erwachsenen liegt die Immunitätsrate bei unter 50%). Es kann also nicht am Impfschutz liegen, dass wir diese Erkrankungen heute nicht mehr haben.

Soziale Verantwortung

Das Argument der sozialen Verantwortung wird gerne ins Feld geworfen, wenn andere Argumente nicht mehr greifen. Es geht hier vor allem darum, dass Personen, die entweder noch zu klein sind oder die aufgrund einer schweren Krankheit (meist Immundefekt) nicht geimpft werden können, trotzdem vom Herdenschutz (d.h. die gesamte Umgebung ist geimpft) profitieren können. Dazu müssen also alle mitmachen und diejenigen, die sich nicht impfen lassen, tragen keine soziale Verantwortung für die Gesellschaft und sind demnach asozial. Und wer möchte schon als asozial angesehen werden?

Das Argument der sozialen Verantwortung greift aber nur dann, wenn man von einem 100%igen Impfschutz ausgeht. Wenn ich zu den 10% gehöre, bei denen die Impfung nicht wirkt, dann ist die Gefährdung für Personen, die nicht geimpft werden können, sogar noch größer, da ich ja davon ausgehe, dass ich keinesfalls eine Gefahr darstelle. Am Beispiel Keuchhusten kann man dies veranschaulichen. Heutzutage haben Erwachsene nicht selten Keuchhusten (oft Husten, der länger als 2 Wochen anhält), da sich die Erkrankung aufgrund der Impfungen ins Erwachsenenalter verschoben hat. Wenn ich nun geimpft bin, würde ich davon ausgehen, ich habe keinen Keuchhusten (Dauer des Impfschutzes beträgt nur wenige Jahre) und treffe bei Säuglingen oder gefährdeten Personen keine Vorsichtsmaßnahmen und vergrössere damit sogar die Gefahr einer Ansteckung, als wenn ich weiß, dass ich nicht geimpft bin und möglicherweise Keuchhusten habe und damit von Säuglingen fern bleiben sollte.

Das gleiche Bild haben wir bei Hepatitis B. Bei der Impfung ist mit einer Versagerquote von 10% zu rechnen. Die Geimpften gehen jetzt davon aus, dass sie keinesfalls Hepatitis B haben können und können andere durch ungeschützten Geschlechtsverkehr gefährden. Der vermeintliche Impfschutz führt also zu einer viel grösseren Gefährdung.

Das Argument der sozialen Verantwortung kann auch insoweit in Frage gestellt werden, dass es ja nicht nur die wenigen Erreger gibt, gegen die geimpft wird, sondern noch eine Vielzahl anderer. Eine Person mit einem Immundefekt ist nicht nur durch impfpräventable Krankheiten gefährdet, sondern durch jede von einem Mikroorganismus verursachte Erkrankung.

Zum anderen wäre die Frage zu stellen, inwieweit gefährde ich mich selber, um meiner sozialen Verantwortung gerecht zu werden? Nehme ich bewusst das Risiko auf mich, einen Impfschaden oder schwere Impfreaktion zu erleiden (wir wir gesehen haben, ist das Risiko nicht so gering wie offiziell dargestellt), nur um eventuell (!) andere nicht zu gefährden?

Fakt 29

Viele Krankheiten sind nicht ausrottbar

Immer wieder wird man mit dem Argument konfrontiert, man müsse bei der Impfung mitmachen, denn nur durch eine hohe Impfrate wäre es möglich, eine Krankheit auszurotten. Dieses Motto wird zurzeit vor allem bei der laufenden Masernkampagne gerne herangezogen. Prinzipiell wäre die Idee richtig, wenn man gegen eine Krankheit, die nur von Mensch zu Mensch übertragen wird, alle Personen impft und damit die Krankheit „ausrottet". Problem bei der ganzen Angelegenheit ist aber zum einen, dass die Masernimpfung nicht 100% wirksam ist (ca. 10 % primäre Impfversager) und zum anderen, dass Masernviren natürlich im Tierreich vorkommen. So identifizierten Virologen der Universität Bonn Fledermäuse als natürliches Erregerreservoir unter anderem für Mumps- und Masern Viren. Damit ist das von der WHO propagierte Ziel, die Masern durch Impfung der gesamten Weltbevölkerung auszurotten definitiv ad absurdum geführt.[1]

Die Virologen attestierten ferner, dass alle (!) Virusarten, die man heute kennt, in irgendeiner Fledermaus mit hoher Wahrscheinlichkeit vorkommen. Also auch Pocken- und Polioviren.

Die weltweite Ausrottung von gefährlichen Erregern ist also nicht durchführbar. Außer man impft alle Fledermäuse gleich mit.

Fakt 30

Ungeimpfte und Geimpfte im Vergleich

Um eine gute Impfentscheidung treffen zu können, wäre es sinnvoll, Untersuchungen zum Gesundheitszustand von Ungeimpften und Geimpften zur Hand zu haben. Leider werden solche Untersuchungen selten durchgeführt, da dafür keine finanzielle Unterstützung bereitgestellt wird. Man sollte annehmen, dass solche Studien wichtige Fragen klären könnten, aber das Interesse bei staatlichen Institutionen ist praktisch Null.

Erst kürzlich wurde eine Untersuchung zu Meldungen der amerikanischen Impfschadensdatenbank VAERS veröffentlicht, bei der man die Todesrate und Häufigkeit für Krankenhauseinweisungen nach Impfungen untersuchte. Dabei zeigte sich, dass sich die Todesrate um 50% und die Hospitalisierungsrate um über 100% erhöhte, wenn die Anzahl der Impfungen verdoppelt wurde.[1] Die Dunkelziffer der nicht gemeldeten Reaktionen nach Impfungen wurde dabei nicht berücksichtigt.

Auch bei einem Blick auf die Kindersterblichkeit sieht man diese Tendenz. In den USA erhalten Neugeborene im ersten Lebensjahr 26 Impfdosen, damit sind sie weltweit der Spitzenreiter. Bei der Kindersterblichkeit liegt die USA aber weit abgeschlagen auf Platz 34, noch hinter Cuba.[2]

Eine Online-Umfrage auf impfschaden.info[3] ergab ähnliche Ergebnisse. Dabei wurden über 850 Personen befragt, die die Masern durchgemacht hatten. Gefragt wurde hierbei nach dem Impfstatus, dem Verlauf der Masern-Erkrankung und ob Komplikationen aufgetreten waren. Auch wurde untersucht, wie die Erkrankung behandelt wurde und ob ein Krankenhausaufenthalt nötig wurde. Mehr als 10% der Befragten gaben an, mindestens einmal gegen Masern geimpft worden zu sein. D.h. jede zehnte Impfung schützt nicht vor der Erkrankung. Und nicht nur das. Je mehr Impfungen gegeben wurden, desto grösser war die Wahrscheinlichkeit für einen Krankenhausaufenthalt. Die Wahrscheinlichkeit lag bei keiner Impfung bei etwa 1%, bei einer Impfung bereits bei knapp 3%. Wurden 2 Impfungen gegeben, stieg die Wahrscheinlichkeit bereits auf 8% und bei 3 Impfungen (wurde in manchen Fällen gegeben) lag die Wahrscheinlichkeit, ins Krankenhaus eingewiesen zu werden, bei 12%.

Die Impfungen schwächen demnach das Immunsystem und der Organismus kann immer schwerer mit Krankheiten umgehen. Möglicherweise sind daran nicht nur die MMR Impfungen beteiligt, denn man muss davon ausgehen, dass Kinder, die die Masernimpfung erhielten, sicher auch die anderen Impfungen bekamen.

Analog verhielt es sich mit der Behandlung: Kinder, die fiebersenkende Mittel erhielten, wurden 4-mal so häufig ins Krankenhaus eingewiesen, wie Kinder, die naturheilkundlich behandelt wurden. Ein Zufall?

Wahrscheinlichkeit für Krankenhausaufenthalt bei Masern

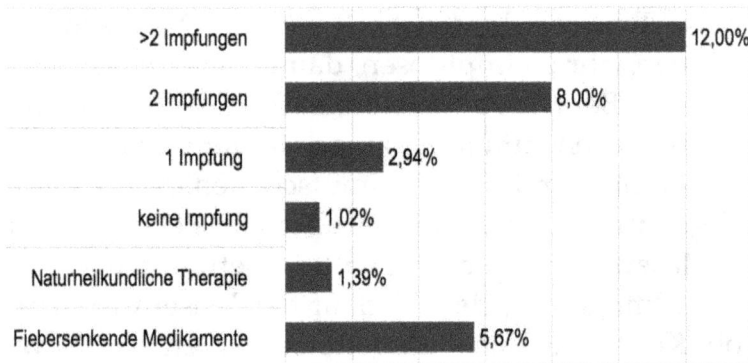

>2 Impfungen	12,00%
2 Impfungen	8,00%
1 Impfung	2,94%
keine Impfung	1,02%
Naturheilkundliche Therapie	1,39%
Fiebersenkende Medikamente	5,67%

Umfrage zum Masernverlauf www.impfschaden.info

Komplikationsrate bei Masern

Vergleich Geimpfte - Ungeimpfte

Krankheit	Geimpfte	Ungeimpfte
Glomerulonephritis	0,15%	0,63%
Meningoenzephalitis	0,44%	1,25%
Thrombozytopenie	0,58%	1,88%
Hepatitis	0,00%	1,88%
Keratitis	2,78%	2,50%
Appendizitis	0,15%	3,13%
Lungenentzündung	2,19%	3,13%
Masernkrupp	1,60%	6,25%
Lymphadenitis	4,24%	8,75%
Otitis media	5,12%	15,00%

0,00% 2,00% 4,00% 6,00% 8,00% 10,00% 12,00% 14,00% 16,00%

Umfrage zum Masernverlauf www.impfschaden.info

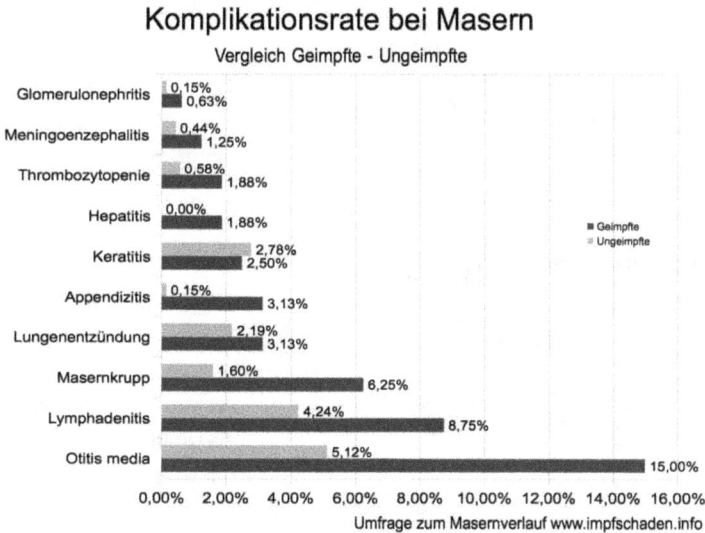

Keineswegs! Es ist mittlerweile bekannt, dass die künstliche Unterdrückung von Fieber die Komplikationsrate bei Masern oder anderen Infektionskrankheiten stark erhöht.

Die Komplikationsrate war bis auf die Hornhautentzündung bei Maserngeimpften immer höher als bei nicht gegen Masern Geimpften. Die Gefahr, an der gefürchteten Meningoenzephalitis zu erkranken, ist bei Maserngeimpften beinahe 300% höher als bei nicht Geimpften.

Vergleicht man gänzlich ungeimpfte mit geimpften Kindern, kommt man immer wieder zu ähnlichen Ergebnissen. So ist die Asthma- und Neurodermitisrate bei Kindern, die gegen Diphtherie, Tetanus, Polio, Keuchhusten und Masern, Mumps, Röteln geimpft sind, um ein vielfaches höher als bei Ungeimpften.[4]

Die große Online Umfrage von Impfschaden.info und Vaccineinjury.info mit über 19000 ungeimpften Teilnehmern zeigt analoge Ergebnisse.[5,6] Die Erkrankungsraten bei Geimpften liegen deutlich über den Raten bei den Ungeimpften. Die folgende Graphik zeigt das Ergebnis der deutschen Untersuchung.

Vergleich Geimpfte - Ungeimpfte
(Umfrage Gesundheitszustand ungeimpfter Kinder www.impfschaden.info)

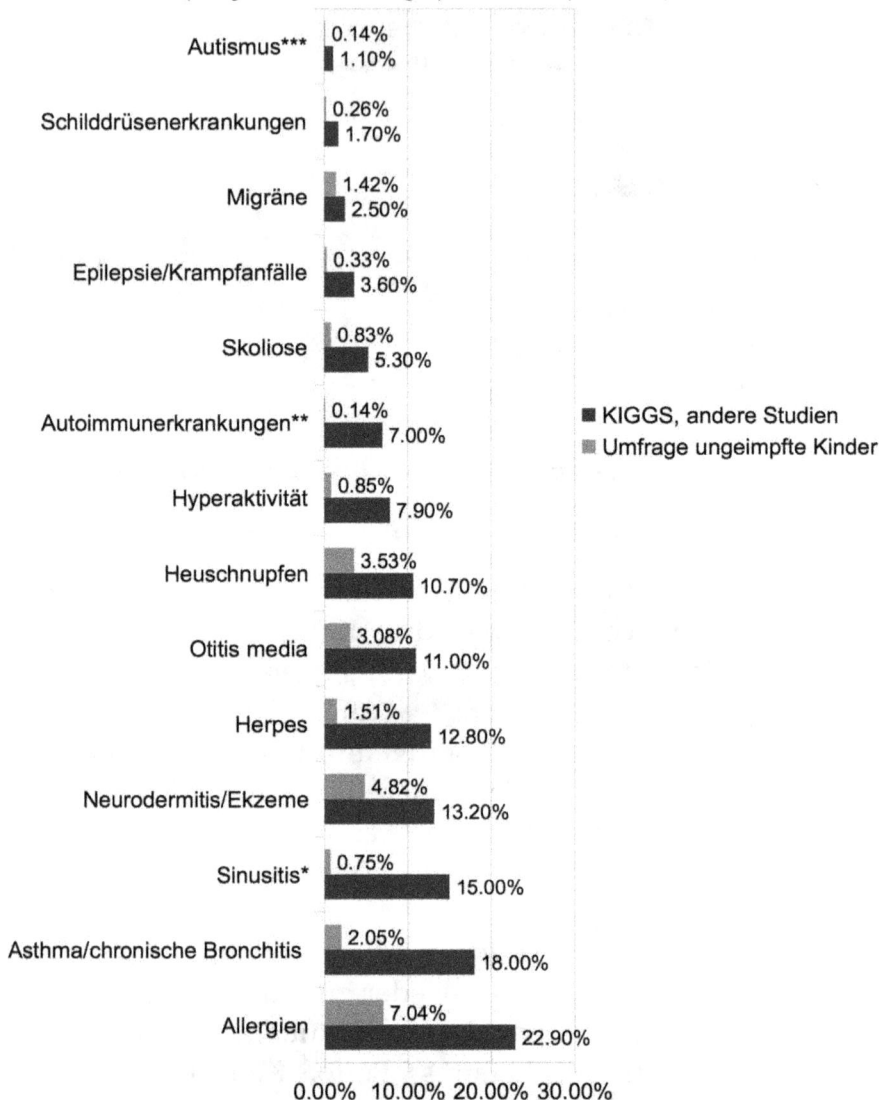

Autismus***	0.14% / 1.10%
Schilddrüsenerkrankungen	0.26% / 1.70%
Migräne	1.42% / 2.50%
Epilepsie/Krampfanfälle	0.33% / 3.60%
Skoliose	0.83% / 5.30%
Autoimmunerkrankungen**	0.14% / 7.00%
Hyperaktivität	0.85% / 7.90%
Heuschnupfen	3.53% / 10.70%
Otitis media	3.08% / 11.00%
Herpes	1.51% / 12.80%
Neurodermitis/Ekzeme	4.82% / 13.20%
Sinusitis*	0.75% / 15.00%
Asthma/chronische Bronchitis	2.05% / 18.00%
Allergien	7.04% / 22.90%

■ KIGGS, andere Studien
■ Umfrage ungeimpfte Kinder

0.00% 10.00% 20.00% 30.00%

* http://thorax.bmj.com/content/55/suppl_2/S20.full.pdf

* http://thorax.bmj.com/content/55/suppl_2/S20.full.pdf

** National Institutes of Health

***Jon Baio, Prevalence of Autism Spectrum Disorders — Autism and Developmental Disabilities Monitoring Network, 14 Sites, United States, 2008, March 30, 2012 / 61(SS03);1-19

Nachwort

Das Buch hat Sie hoffentlich dazu angeregt, die Impfthematik mit anderen Augen zu betrachten und gängige Impfmeinungen zu hinterfragen. Es soll Ihnen Argumente an die Hand geben, die Ihnen helfen, Impfdiskussionen mit Ihrem Arzt souverän zu bewältigen und sich nicht beim nächsten Impftermin überrumpeln zu lassen. Lassen Sie nicht die Angst Ihr Begleiter sein, sondern bleiben Sie bei den Fakten. Ich habe ganz bewusst die Kapitel kurz gehalten, damit Sie diese schnell und einfach zur Hand haben.

Impfen ist ein Eingriff in die körperliche Unversehrtheit des Menschen und vor allem, wenn Sie Kinder haben, müssen Sie sich der Verantwortung bewusst sein, die Sie tragen, wenn Sie Ihre Kinder impfen lassen. Informieren Sie sich! Lesen Sie nicht nur die Veröffentlichungen der offiziellen „Impfstellen", sondern werfen Sie auch einen Blick hinter die Kulissen. Bei Ihrer Entscheidungsfindung werden Sie zu einem Punkt kommen, bei dem Sie sich grundsätzlich überlegen müssen, ob Sie bereit sind, sich oder Ihre Kinder überhaupt noch impfen zu lassen. Auch wenn man die Fakten kennt, ist es oft kein leichter Weg, nicht mehr zu impfen. Es ist und bleibt einfacher, dem zu folgen, was allgemein als medizinischer Standard angesehen wird, denn wie sagte schon Ernst Ferstl: „Die meisten Menschen haben vor einer Wahrheit mehr Angst als vor einer Lüge."

Literaturangaben

Einführung

1. Deutschland sucht den Impfpass, Werbekampagne der BzgA

Impfstoffe
Aluminium

1. http://www.efsa.europa.eu/en/supporting/pub/411e.htm
2. Paolo Zatta, Allen C. Alfrey: Aluminium Toxicity in Infants' Health and Disease, Seite 58
3. http://www.rki.de/DE/Content/Infekt/Impfen/Bedeutung/Schutzimpfungen_20_Einwaende.html
4. http://www.toxcenter.org/stoff-infos/a/aluminium.pdf
5. Song Y, Xue Y, Liu X, Wang P, Liu L.:Effects of acute exposure to aluminum on blood-brain barrier and the protection of zinc. Neurosci Lett. 2008 Nov 7;445(1):42-6
6. L. Tomljenovic, C. A. Shaw, Current Medicinal Chemistry pp.2630-2637 (8)
7. Shoenfeld Y, Agmon-Levin: ASIA autoimmune/inflammatory syndrome induced by adjuvants. J Autoimmun. 2011 Feb;36(1):4-8
8. Rivas E, Gomez-Arnaiz M, Ricoy JR, Mateos F, Simon R, Garcia-Penas JJ, Garcia-Silva MT, Martin E, Vazquez M, Ferreiro A, Cabello A.Macrophagic myofasciitis in childhood: a controversial entity.Pediatr Neurol. 2005 Nov;33(5):350-6.,
9. Heidary N, Cohen DE. Hypersensitivity reactions to vaccine components. Dermatitis. 2005 Sep;16(3):115-20.,
10. Shingde M, Hughes J, Boadle R, Wills EJ, Pamphlett R.University of Sydney, Sydney, NSW. Macrophagic myofasciitis associated with vaccine-derived aluminium. Med J Aust. 2005 Aug 1;183(3):145-6.)
11. L.Tomljenovic, C. A. Shaw, Current Medicinal Chemistry pp.2630-2637 (8).
12. Yumoto S, Nagai H, Matsuzaki H, Matsumura H, Tada W, Nagatsuma E, Kobayashi K.Aluminium incorporation into the brain of rat fetuses and sucklings.Brain Res Bull. 2001 May 15;55(2):229-34.
13. http://www.embryotox.de/index.php?id=104

Quecksilber

1. Austin DW. J Toxicol Environ Health A. 2010;73(10): 637-40.
2. Thiomersal in Childhood Vaccines, Neurodevelopment Disorders, and Heart disease in the United states: Mark R. Geier, M.D., David Geier: Journal of American Physicians and Surgeons, Vol. 8 Number 1 2003
3. http://www.who.int/mediacentre/news/notes/2003/np20/en/

Polysorbat

1. Delayed effects of neonatal exposure to Tween 80 on female reproductive organs in rats: http://www.ncbi.nlm.nih.gov/pubmed/8473002
2. http://patentscope.wipo.int/search/en/WO1999034825
3. Colafrancesco S, Perricone C, Tomljenovic L, Shoenfeld Y.: Human Papilloma Virus Vaccine and Primary Ovarian Failure: Another Facet of the Autoimmune/Inflammatory Syndrome Induced by Adjuvants. Am J Reprod Immunol. 2013 Jul 31. doi: 10.1111/aji.12151.
4. Delivery of loperamide across the blood-brain barrier with polysorbate 80-coated polybutylcyanoacrylate nanoparticles: http://www.ncbi.nlm.nih.gov/pubmed/9098875

Unbekannte Viren in Impfstoffen

1. Mazzoni E, u.a. Significant prevalence of antibodies reacting with simian virus 40 mimotopes in sera from patients affected by glioblastoma multiforme.Neuro Oncol. 2013 Dec 4
2. Butel JS1, Arrington AS, Wong C, Lednicky JA, Finegold MJ. Molecular evidence of simian virus 40 infections in children J Infect Dis. 1999 Sep;180(3):884-7
3. http://www.nature.com/onc/journal/v23/n38/full/1207877a.html
4. Tsang et al, J Virol, July 1999, 73(7): 5843-5851
5. http://www.bvet.admin.ch/gesundheit_tiere/01065/04427/index.html?lang=de
6. http://www.aerzteblatt.de/nachrichten/41171/

Impfstoffe, die auf Krebszellen oder Gewebe abgetriebener Föten gezüchtet werden

1. Reynales, H. et.al.:Vaccine 2012;60:6436-43

Impfungen allgemein
Impfungen während der Schangerschaft

1.http://www.arznei-telegramm.de/db/kontra.php3?&knr=029411
/407817&art=beide&nummer= Aluminiumhydroxid&ord=uaw

Impfzeitpunkt

1. Slack, Mh. Arch Dis Child Fetal Neonatal ed 1999 Jul;81(1)F67-8 , SEN
S. Acta Paediatr. 2001 Aug;90(8):916-20.
2. Holt, PG. Vaccine volume 21, Issue 24, 28 July 2003, Pages 3432-3435
3. Rodier P.M.: Developing brain as target of toxicity. Environ Health
Perspect 1995, 103 Suppl 6: 73-6).
4. Waly, M., Olteanu, H., Banerjee, R., Choi, S.W. et al.: Activation of
methionine synthase by insulin-like growth factor-1 anddopamine : a
target for neurodevelopmental toxins and thiomersal. Molecul Psychiatr
2004, 9:358-370

STIKO Impfempfehlungen

1.http://www.impfschaden.info/impfungen-allgemein/stiko-mit-
glieder.html
2.http://www.rki.de/DE/Content/Kommissionen/STIKO/
Mitgliedschaft/Mitglieder/Profile/Heininger_Profil.html?nn=2540036
3. Urteil Bundesgerichtshof VI ZR 48/99

Impfschutz nur von begrenzter Dauer

1. Impfen, Routine oder Individualisation, Arbeitsgruppe für
differenzierte Impfungen, 2 Aufl. März 2000, S. 20
2. H.U. Albonico "Gewaltige Medizin"
3. Tagblatt, 6.7.02 "Viele Fragen sind unbeantwortet"-Masern wegen
Impfverweigerung

Impfen und Immunsystem

1. Hurwitz EL, Morgenstern H. Effects of diphtheria-tetanus-pertussis or
tetanus vaccination on allergies and allergy-related respiratory
symptoms among children and adolescents in the United States.J
Manipulative Physiol Ther. 2000 Feb;23(2):81-90.

2.Lindblad EB Aluminium compounds for use in vaccines.Immunol Cell Biol. 2004 Oct;82(5):497-505

3. Fiejka M, Aleksandrowicz J. Aluminum as an adjuvant in vaccines and post-vaccine reactions Rocz Panstw Zakl Hig. 1993;44(1):73-80, Brewer, J.M. J Immunol 1999;163:6448-54 , Neuzil, K.M. Vaccine 1997;15(5):525-32 , Nossal, G.J. Lancet 1997;350(9087):1316-9 , Gupta R.K. Pharm Biotechnol 1995;6:229-48

4. ImaniF. Clin Immunol. 2001 Sep;100(3):355-61.

5.http://www.rki.de/DE/Content/Infekt/Impfen/Bedeutung/Schutzimpfungen_20_Einwaende.html

6. Shaw, F.E. Am J of Epid 1988; 127:337-352.)

7. Alm, J.S. Lancet 1999 MAY 1;353(9163):1485-8

8. Enriquez, R. J Allergy Clin Immunol. 2005 Apr;115(4):737-44.

9. Yoneyama H, Suzuki M, Fujii K, Odajima Y. The effect of DPT and BCG vaccinations on atopic disorders. Arerugi. 2000 Jul;49(7):585-92

10. Jaber, L. Clinical Pediatrics1988; 27:491-494.

11. Nicholson, J.K.A. J of Aids 1992; 5:528-537

12. Hirsch, R.L. Clinical Immunol and Immunopathol 1981; 21:341-350

13. Toraldo, R.. Acta Paed 1992; 81:887-890

Erregerverschiebung: Statt Masern jetzt RSV

1. Weigl A, Puppe W, Belke O, Neususs J, Bagci F, Schmitt HJ., The descriptive epidemiology of severe lower respiratory tract infections in children in Kiel, Germany, Klin Padiatr. 2005 Sep-Oct;217(5):259-67.

2. Christian P. Speer, Manfred Gahr: Pädiatrie. 2. Auflage. Springer, Heidelberg/ Berlin 2005, ISBN 3-540-20791-0.

3. Respiratory Syncytial Virus. In: Pschyrembel. 262. Auflage. De Gruyter, Berlin/ Boston, Mass. 2010, ISBN 978-3-11-021152-8.

4. Pädiatrie. In: Hanns Ackermann: ALLEX -alles fürs Examen : das Kompendium für die 2. ÄP. Band B: Klinische Fächer. Thieme, Stuttgart/ New York (NY) 2012, S. 590.

5. Urwin G, Krohn JA, Deaver-Robinson K, Wenger JD, Farley MM.Invasive disease due to Haemophilus influenzae serotype f: clinical and epidemiologic characteristics in the H. influenzae serotype b vaccine era. The Haemophilus influenzae Study Group.Clin Infect Dis 1996 Jun-;22(6):1069-76

6. McVernon, J. BMJ 2004, 329: 655-58

7.Emerging Infectious Diseases 20, 201–208 (2014).

8. Koskiniemi M, Korppi M, Mustonen K, Rantala H, Muttilainen M, Herrgård E, Ukkonen P, Epidemiology of encephalitis in children. A prospective multicentre study.Vaheri A.Eur J Pediatr. 1997 Jul;156(7):541-5.

9. http://www.issuesinmedicalethics.org/202co114.html

Keine Impfung schützt 100%

1. Kubba AK, Taylor P, Graneek B, Strobel S. Non-responders to hepatitis B vaccination: a review. Commun Dis Public Health. 2003 Jun-;6(2):106-12.
2. Immunization Practice Advisory Committee (ACIP)
3. Jacobson RM, Poland GA.The genetic basis for measles vaccine failure Acta Paediatr Suppl. 2004 May;93(445):43-6; discussion 46-7.
4.http://www.impfschaden.info/krankheiten-impfungen/masern/ergebnisse-umfrage.html
5. Heininger: „Handbuch Kinderimpfung" (Irisiana, 2004) S. 64
6. AT April 2011

Wirksamkeit mancher Impfungen zweifelhaft

1. Richtlinien zur Bekämpfung übertragbarer Krankheiten, BAG, Abteilung Epidemiologie und Infektionskrankheiten, Ausgabe 2000
2. König K, Ringe H, Dorner BG, Diers A, Uhlenberg B, Müller D, Varnholt V, Gaedicke G.:_Atypical tetanus in a completely immunized 14-year-old boy._Pediatrics. 2007 Nov;120(5):e1355-8; Pryor T, Onarecker C, Coniglione T.:_Elevated antitoxin titers in a man with generalized tetanus, J Fam Pract. 1997 Mar;44(3):299-303.
3. Basiswissen Pädiatrie By Carolin Kröner, Berthold Koletzko S.110
4. Petek Dimmer, A. Kritische Analyse der Impfproblematik
5. J. Ark Med Soc Vol 80, No 3 p134

Kontraindikationen

1.http://www.rki.de/GESUND/IMPFEN/IMPFEN.HTM?/GESUND/IMPFEN/STI_NEU.HTM&1

Impfstudien

Das Placebo in Impfstudien

1. http://www.sanofipasteur.com/articles/1209-european-medicines-agency-recommends-approval-of-hexyon-hexacima-6-in-1-pediatric--vaccine.html

Beobachtungszeitraum in Impfstudien

1. Afluria Fachinformation
2. Fachinformation Tetravac®, Sanofi Pasteur MSD

Studiengrösse

1. Pharma Daten `99, Bundesverband der Pharmazeutischen Industrie e.V.
2. Schneeweiß B, Pfleiderer M, Keller- Stanislawski B; „Impfstoffsicherheit heute", Dtsch Ärztebl 2008; 105(34–35): 590–5
3. Afluria Fachinformation
4. Pharmadaten 2012, Bundesverband der Pharmazeutischen Industrie e.V.

Herstellerabhängige Studien

1. Abkürzung für unerwünschte Arzneimittelwirkungen
2. Steffen Rabe: Impf-Info, 7 Auflage 2006(Price 2004)
3. Produktmonographie Hexavac, Aventis 2000

Impfschäden
Underreporting

1. Dr. med. Klaus Hartmann, Dissertation 1997, Seite 15
2. Lasek R., Mathias B, Tiaden JD (1991) Erfassung unerwünschter Arzneimittelwirkungen. Dtsch Ärztebl 88:173–176
3. Eppinger, Müller:Pädiatrie in Studium und Praxis 2013/2014 S. 90

Wahrscheinlichkeit eines Impfschadens

1. Gleixner, Müller, Wirth: Neurologie und Psychiatrie 2011/2012 S.122
2. Gleixner, Müller, Wirth: Neurologie und Psychiatrie 2011/2012 S.123
3. Interventionsprogramm „Masern, Mumps, Röteln (MMR)" Konzept für ein nationales Programm zur Eliminierung der Masern in der Bundesrepublik Deutschland ,RKI, Berlin, September 1999

Autoimmunerkrankungen auf dem Vormarsch

1. http://de.wikipedia.org/wiki/Autoimmunerkrankung#Entstehung
2. Perricone C, Colafrancesco S, Mazor RD, Soriano A, Agmon-Levin N, Shoenfeld Y: Autoimmune/inflammatory syndrome induced by adjuvants (ASIA) 2013: Unveiling the pathogenic, clinical and diagnostic aspects. J Autoimmun. 2013 Dec;47:1-16. Fourneau JM. Mol Immunol 2004;40(14-15):1095-102 , Hernan MA. Neuology 2004;63:772-3 ,Ravel G. Toxicology 2004;196(3)211-6 , Wraith DC. Lancet 2003;462(9396):1659-66 ,

Borchers AT. J Investig Allergol Clin Immunol 2002;12(3):155-68 , Saadoun, D. Rev Med Interne 2001 FEB;22(2):172-6 , Older, SA. Semin Arthritis Rheum 1999 DEC;29(3):131-9 , Neustaedter, R. The Vaccine Guide. Berkeley 1996 , Kalden JR. DMW 1992, 117, 1259

3. Institute of Medicine Adverse events associated with childhood vaccines, Washington, DC, National Acadamy Press 1994

4. ESPED (Erhebungseinheit für seltene pädiatrische Erkrankungen in Deutschland):Jahresbericht2002.   http://www.esped.uniduesseldorf.de/jabe2002_r.htm#hii;

5. Galler, A., Rothe, U., Stange, T., Kunath, H. et al.: Häufigkeit und klinische Charakteristika des Diabetes mellitus Typ 1 im Kindesalter in Sachsen. Monatsschr Kinderheilkd 2004, 152:163-168

6. C. C. Patterson, Trends in childhood type 1 diabetes incidence in Europe during 1989–2008: evidence of non-uniformity over time in rates of increase, Diabetologia, August 2012, Volume 55, Issue 8, pp 2142-2147

7. Andrew Dufresne und Matthias Gromeier 2004, Proceedings of the National Academy of Sciences

8. http://www.impfschaden.info/impfungen-allgemein/geimpfte/ungeimpfte/umfrage-zum-gesundheitszustand-ungeimpfter-kinder/umfrage-ergebnisse-krankheiten.html

9.http://www.vaccineinjury.info/results-unvaccinated/results-illnesses.html

Impfschaden - was dann?

1. Institute of Medicine: Adverse events associated with childhood vaccines, Washington, DC: National Acedemy Press, 1994

2. Bundesgesundheitsblatt 2002 – 45: 364-370

3. Schutzverband für Impfgeschädigte e.V., Postfach 5228, 58829 Plettenberg, http://www.impfschutzverband.de

Andere Aspekte

Kinderkrankheiten haben einen positiven Effekt

1. Kesselring, Schweiz. Med. Wochenschrift 1990, Albonico Hu. Med Hypotheses 1998;51(4):315-20

2. Shaheen, Lancet 1996

3. Meizlik EH, "Benefical effect of Measles on Nephrosis", 1948

4. Blumberg RW, Cassady HA, "Effect of Measles on the Nephroitc Syndrom", 1947) (The Nephrotic Syndrome, J. S. Cameron, S. 195

5. Yamamoto, H., "Spontaneous improvement of intractable epileptic seizures followingacute viral infections", 2004); Fujita J, "Improvement of

intractable childhood epilepsy following acute viral infection", 2011

6. Kondo N, "Improvement of food-sensitive atopic dermatitis accompanied by reduced lymphocyte responses to food antigen following natural measles virus infection", 1993

7. Zygiert Z, "Hodgkin's Disease: Remissions afters measles", 1971

8. Taqi AM, "Regression of Hodgkin's Disease after measles", 1981

9. Montella M, „Do childhood diseases affect NHL and HL risk? A case-control study from northern and southern Italy", 2006

10. http://www.deutschlandfunk.de/onkologie-virus-als-krebszellenk-iller.676.de.html?dram:article_id=273523

11. West R. Cancer 1966;19:1001-7 , Newhouse Ml. Br J Prev Soc Med 1997;31:148-53

12. Williams, L.K. J Allergy Clin Immunol 2004;1113;291-6)

13. Mutious, E. Schweiz. med. Wochenschrift,1998 Nov 21;128(47):1833-9.

14. Vargas, MH. Respir Med. 2005 Jun 6

15. Gilham,C. BMJ, doi:10.1136/bmj.38428.521042.8F (published 22 April 2005)

Viele Krankheiten sind nicht ausrottbar

1. Drexler F. Nature Communications 3, Article number:796; www.nature.com

Ungeimpfte und Geimpfte im Vergleich

1. Relative trends in hospitalizations and mortality among infants by the number of vaccine doses and age, based on the Vaccine Adverse Event Reporting System (VAERS), 1990–2010, Human and Experimental Toxicology, GS Goldman and NZ Miller, DOI: 10.1177/0960327112440111

2. Neil Z Miller, Gary S Goldman, Infant mortality rates regressed against number of vaccine doses routinely given: Is there a biochemical or synergistic toxicity? Hum Exp Toxicol. Sep 2011; 30(9): 1420–1428.

3.http://www.impfschaden.info/krankheiten-impfungen/masern/ergebnisse-umfrage.html

4. McKeever TM, Lewis SA, Smith C. Does vaccination increase the risk of developing allergic disease?: A birth cohort study. Winter Abstract supplement to Thorax. 2002;57: Supplement III.

5.http://www.impfschaden.info/impfungen-allgemein/geimpfte/un-geimpfte/umfrage-zum-gesundheitszustand-ungeimpfter-kinder/umfrage-ergebnisse-krankheiten.html

6.http://www.vaccineinjury.info/results-unvaccinated/results-illnesses.html

Weitere Titel des Autors

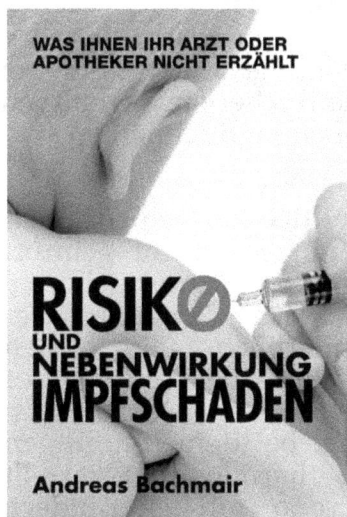

WAS IHNEN IHR ARZT ODER APOTHEKER NICHT ERZÄHLT

RISIKO UND NEBENWIRKUNG IMPFSCHADEN

Andreas Bachmair

Wer sich oder seine Kinder impfen lassen möchte, muss sich über potenzielle Risiken und Nebenwirkungen im Klaren sein. Von offizieller Seite werden Nebenwirkungen von Impfungen systematisch runtergespielt und nur maximal 5% aller schweren Impfreaktionen gehen überhaupt in die Statistik ein bzw. finden sich auf dem Beipackzettel. Die anderen 95% sind Beschwerden, die rein „zufällig" nach der Impfung entstanden sind und angeblich nichts mit der Impfung zu tun haben. Dass die Realität anders aussieht, zeigen die Fallberichte von Betroffenen in diesem Buch.

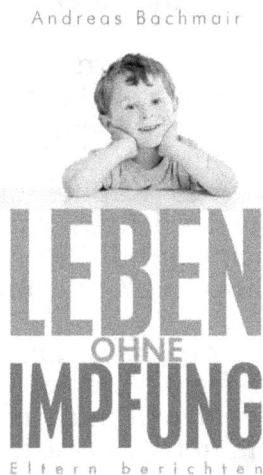

Andreas Bachmair

LEBEN OHNE IMPFUNG

Eltern berichten

Leben ohne Impfung ist ein bewegendes Zeugnis für die Fähigkeit des Körpers, sich selbst zu heilen und für das Vertrauen, das Menschen in diesen natürlichen Prozess haben. In diesem Buch, angeregt durch eine Untersuchung mit mehr als 19000 komplett ungeimpften Kindern und Erwachsenen aus aller Welt (www.impfschaden.info),
berichten Eltern über das Leben und die Gesundheit ihrer ungeimpften Kinder. Eltern, die sich intensiv mit der Impfthematik auseinandergesetzt

haben und zu dem Schluss kamen, dass Nicht-Impfen die bessere Alternative für Ihre Kinder ist. Die Berichte sollen dazu anregen, nicht blindlings der öffentlichen Propaganda zu folgen, sondern sich kritisch dem Thema zu nähern und sich seine eigene Meinung zu bilden. Diese Auseinandersetzung sollte man sich, seinen Kindern und zukünftigen Generationen schuldig sein.

Leben ohne Impfung gibt es in auch auf englisch, spanisch und französisch mit den Titeln Vaccine Free, Vida sin vacunas und Vivre sans Vaccins. Alle Bücher sind erhältlich bei Amazon.de, die deutschen Titel auch im Buchhandel.

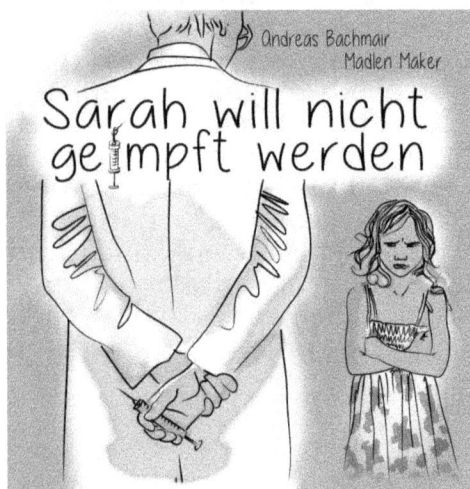

Die Idee zu meinem Buch "Sarah will nicht geimpft werden" wurde geboren, als ich einmal ein Kinderbuch in den Händen hielt, in dem es um einen Arztbesuch ging, bei dem Impfungen als harmlos dargestellt wurden, um bei Kindern den Glauben zu festigen, dass Impfungen etwas völlig normales sind. Ich wollte deshalb einen Gegenpol zu diesem und allen anderen Kinderbüchern mit diesem Thema schaffen, und habe mit diesem Kinderbuch das Impfthema erstmals von einer impfkritischen Seite beleuchtet.

Das Buch soll Kinder dazu anregen, ihren Eltern Fragen zum Thema Impfen zu stellen. Das Buch bietet dazu viel Gelegenheit, da die Geschichte wichtige Probleme von Impfungen anspricht, dabei aber immer kindgerecht bleibt. Am Ende des Buches gibt es ein kleines Kapitel über Masern, welches auch Thema des Buches ist. Es wurde liebevoll von Alena Ryazanova illustriert, eine Künstlerin, die bereits das Buch "Leben ohne Impfung" mit ihren Karikaturen verzauberte.

Worum geht es in dem Buch? Es geht um Sarah, die sich schon riesig auf den Pfadfinderausflug freut. Aber es gibt ein Problem. Sie hat keinen Impfpass und will auch nicht geimpft werden. Kann sie trotzdem mitfahren oder muss sie zu Hause bleiben? Ich wünsche viel Spass beim Vorlesen!

Internetadressen

Im folgenden finden Sie eine Auflistung wichtiger Internet-Adressen, die Sie bei Ihrer Impfentscheidung unterstützen können.

Deutschsprachige Webseiten:
- www.impfschaden.info
- www.impfkritik.de
- www.impf-info.de
- www.individuelle-impfentscheidung.de
- www.impfo.ch
- www.impfentscheid.ch
- www.aerzte-ueber-impfen.org
- www.impfschutzverband.de
- www.libertas-sanitas.de
- www.leben-ohne-impfung.de

Englische Webseiten:
- www.vaccineinjury.info
- www.nvic.org
- www.thinktwice.com
- www.healthsentinel.com
- www.vaclib.org
- www.avn.org.au
- www.informedparent.co.uk
- www.vacinfo.org
- www.vaccinationnews.com
- www.vran.org
- www.educate-yourself.org

Kontakt

Wenn Sie Fragen rund um das Thema Impfungen oder die Behandlung von Impfschäden haben, senden Sie mir eine Email oder rufen Sie an:

Andreas Bachmair
Praxis für klassiche Homöopathie
Bahnhofstr. 31
CH-8280 Kreuzlingen
Tel.: +41-71-6700672
Email: info@impfschaden.info
www.impfschaden.info

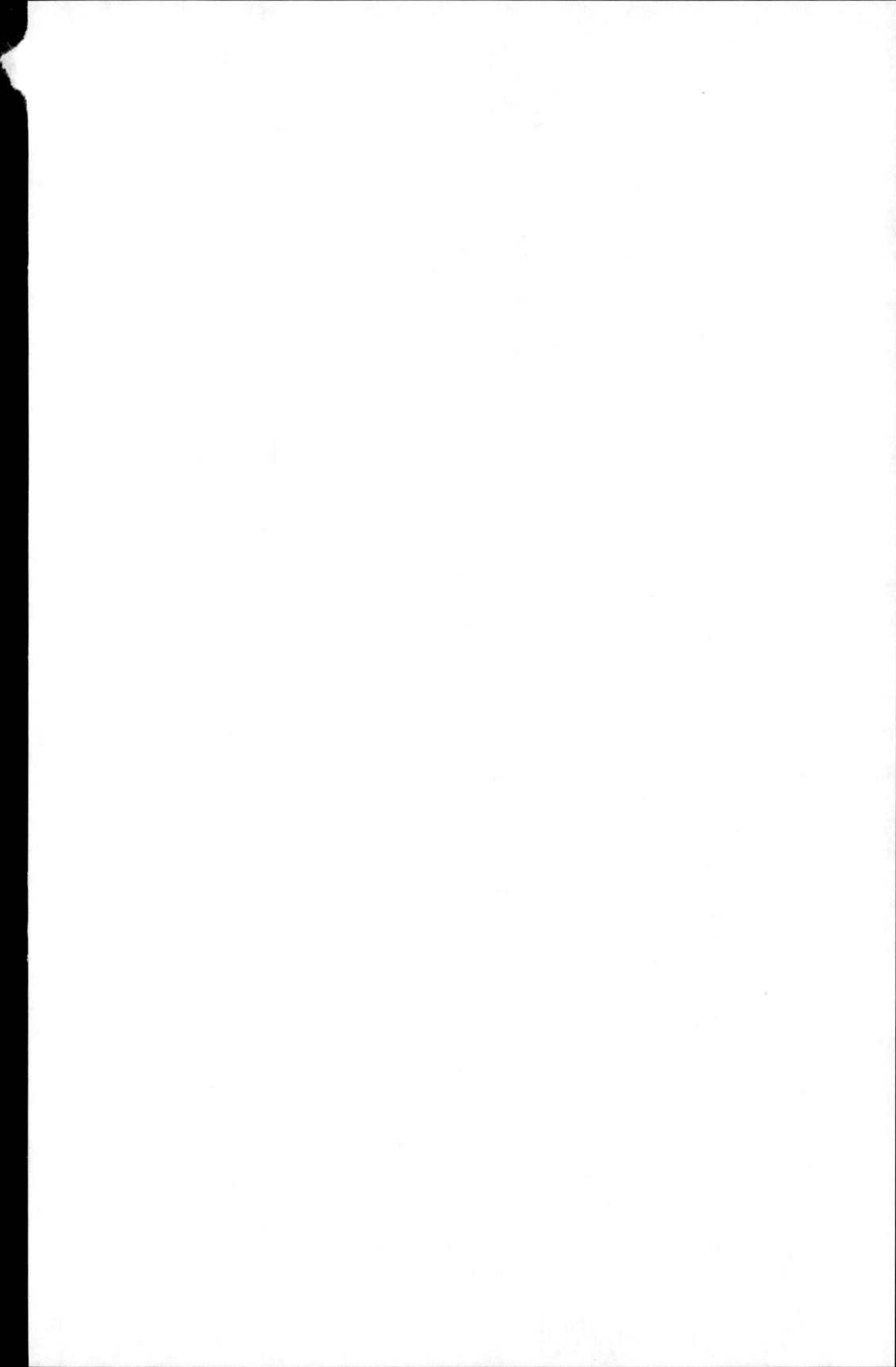

www.ingramcontent.com/pod-product-compliance
Lightning Source LLC
Chambersburg PA
CBHW050354280326
41933CB00010BA/1453